调养五脏
提高免疫力

潘娜 编著

中国轻工业出版社

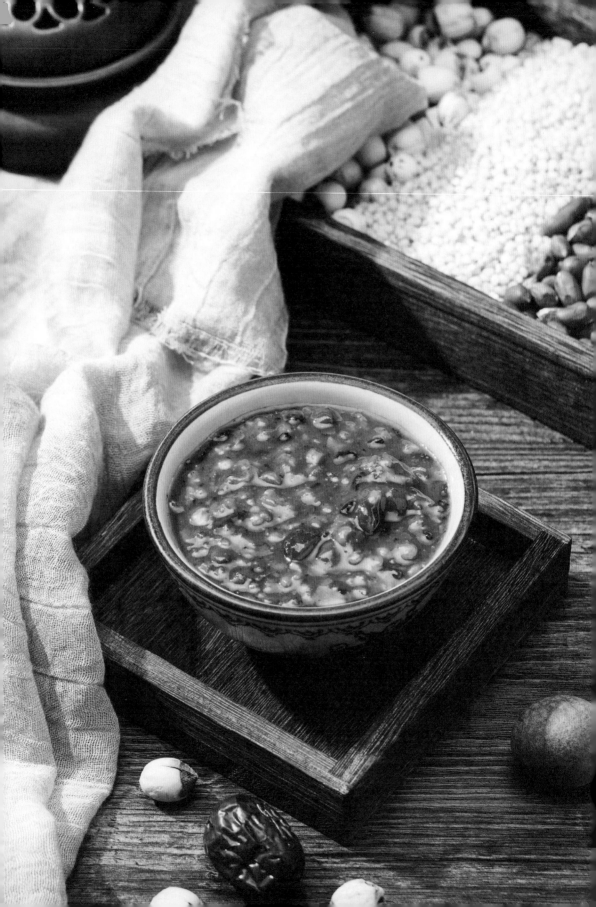

前言

中医的免疫力即正气，正气充盈的人不易生病。即使生病，病情也轻、病位浅、病程短、愈后良好；正气虚则相反。"正气存内，邪不可干"，即体内正气足，抵抗病邪侵害、康复的能力强。

正气以精、气、血和津液等基本物质为基础，而五脏的主要生理功能是生化和储藏精、气、血和津液。如何修正气？其关键在于五脏的调和。善养生者首养五脏，人体作为有机整体，以五脏为核心，脏腑互为表里，养好五脏六腑，身体各部才能随之而安，有所依附。

调养五脏可以从以下几个方面入手。

第一，了解五脏之间相互协调又统一的关系，并识别五脏之"毒"。

第二，顺应时节益五脏。中医将一年分为春、夏、长夏、秋、冬五季，五季对应五脏，根据季节变化，调养侧重点不同。

第三，情志调摄利五脏。人的形、神与机体正气的盈虚有密切联系，七情有常，气血和平对身体有重要意义。

第四，饮食调理养五脏。五色入五脏，五味养五脏。我们从饮食中获取营养物质，通过食物调节和平衡身体生理功能。中医讲"药食同源"，正确合理地调配饮食，并坚持下去，会起到药物所不能达到的效果。

第五，按摩穴位护五脏。通过穴位按摩以达到通经活络、疏通气血、祛邪扶正的目的。

本书还详解了"十二时辰养生法"，主张养生顺应天时规律与自然之道，对现代快节奏生活的人们有很强的现实指导意义，列举的经络按摩方法和诸多食疗菜谱也非常易实践。

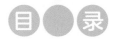

目录

第一章 五脏养生之道

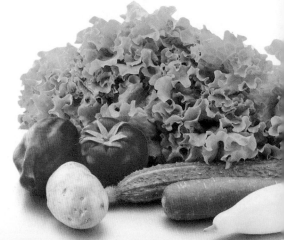

第二章 十二时辰养生法

第三章 调养心脏长精神

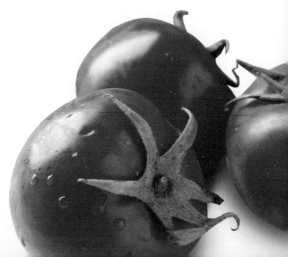

第四章 调养肝脏补气血

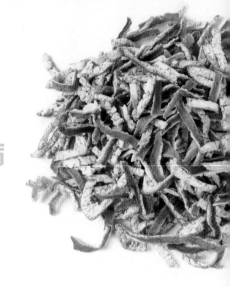

第五章　调养脾胃少生病

第六章 调养肺脏气魄足

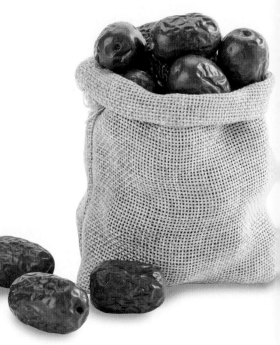

第七章 调养肾脏寿命长

附录

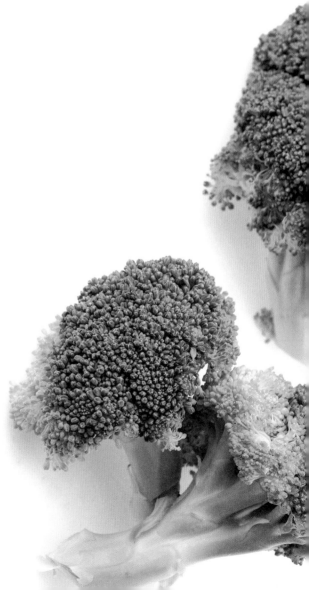

第一章

五脏养生之道

中医把人体内部的主要器官分为"脏"和"腑"两个大类。"脏"指心、肝、脾、肺、肾;"腑"指小肠、胆、胃、大肠、膀胱以及将人体的胸腔和腹腔合并起的三焦,统称为"五脏六腑"。五脏对于身体健康的重要性不言而喻,五脏功能失调,人体健康就会受到影响。因此应多学习养生之道,护理五脏六腑,不要等到"病已成而后药之"。中医提倡未病先防,养生不仅仅是护理身体的方法,更应成为一种生活态度和习惯。

认识五脏

五脏是人体内心、肝、脾、肺、肾五个脏器的合称。五脏健康，则人的精、气、神充足，少生病。

五脏养生，排毒是关键

从中医角度看来，毒泛指不能及时排出体外、对人体有不良影响的物质。这些物质主要分布在大小肠、肝脏、肾、血液、淋巴液及其他器官和细胞中。尽管人体具有一定的解毒能力，但还是不能完全排清。这些毒素堆积在五脏内，会加速五脏衰老。

排毒素，减轻脏器负担 ✔

人身体的一些器官本身就是排毒"场所"，如肾是身体的"过滤器"，除了生成尿液之外，还要排泄一些代谢产物。一旦毒素不能排出，堆积在肾脏，就会造成肾功能受损，体内阴阳失调。阴虚则火旺，阳虚则生寒，身体也会出现各种疾病。五脏及时排毒才能使脏腑功能健旺，从而有利于五脏化生，精、气、血、津液等作用的发挥。

排毒素，有助养颜美容 ✔

中医认为皮肤的状态是由身体内部的健康状态决定的，因此体内的毒素是导致皮肤问题的重要因素之一。当人体内毒素堆积得太多时，皮肤会暗沉、粗糙，防御力下降，还会容易过敏，脸上出现红肿的痘痘。当清理体内毒素、身体内部环境得到改善之后，脏腑经络通畅，经气充盛，细胞和器官恢复活力，面部就会得到滋养，皮肤自然红润有光泽。

排毒素，恢复精神活力 ✔

无论是外侵之毒还是内生之毒，都会对人体造成一定的影响。而且有些毒素还会影响人的精神状态，使人出现失眠、思维迟钝、郁郁寡欢、忧虑烦躁等症状。毒素不能及时排出体外，就会被机体重新吸收，从而引发多种疾病，轻则神疲乏力，重则气血运行不畅，导致心脑血管病变。

心——人体的"君主"

《黄帝内经》有言："心者，君主之官，神明出焉。"

心主血脉 ♥

《黄帝内经》将心比作"君主"，认为心的功能正常，其下就能相安，以此原理来养生方能长寿。心是生命的根本，推动血液在脉管中运行。在心的主宰控制下，以血液为物质基础，以脉管为通道，将血液供给五脏六腑，濡养四肢百骸。心脏其荣华表现在面部，即"其华在面"，健康的面色应是红润的。面色暗沉、苍白无华的人很大程度上反映出其心气不足、心血亏损等问题。心血不足会导致心神失养，在日间精神恍惚、思绪不宁、注意力无法集中、记忆力减退，在夜间失眠多梦、不易入睡、疲乏虚弱等。

心主神明 ♥

心的气血充盈，则神志清晰、思维敏捷、精力充沛。此外，意志中的喜、怒、忧、思、悲、恐、惊等情绪也是由心所主。心动则五脏六腑皆摇，心情平和心神才能安定下来。心主喜，心气虚则悲，心气实则嬉笑不休，不可过度；悲则神乱，也无益于身体健康。过悲过喜均会带来强烈的刺激，导致心率加快、血压升高，或气虚郁结、心火旺盛。

神志宜藏 ♥

《黄帝内经》有言："恬惔虚无，真气从之，精神内守，病安从来？"

这里的恬淡虚无即思想安静，神气内持，邪气就不易侵害身体。心神正常，人体功能互相协调，彼此合作，则身体安泰。内心平静以致恬淡虚无往往不易做到。《黄帝内经》提出圣人养生之道："美其食，任其服，乐其俗，高下不相慕。"即拥有一颗满足之心，无论山珍海味抑或粗茶淡饭，高档衣装抑或粗布麻衣，志气相投抑或爱好差异等，皆不扰视听，不乱心志。所谓养心重在养性，在生活中保持平静、愉悦的心情，把事情看得淡一些，有利于身心调和。

肝——人体"大将军"

《黄帝内经》有言："肝者，将军之官，谋虑出焉。"

肝主疏泄

肝有一个非常重要的功能，就是主疏泄。疏，指疏通。肝疏通人体的气机。所谓气机，即人体的气在身体内自然运行，没有了气，生命就会终结。"凡脏腑十二经之气化，皆必藉肝胆之气化以鼓舞之"。只有肝气升发、气机调畅，人才会精神焕发，气顺心顺，身体康健。泄，指排泄。肝泄人之郁气，因为人的任何情志刺激都容易导致肝气不畅。出现双乳、两胁及某些局部的胀闷疼痛，称为肝气郁结。

肝藏血

肝如同一个骁勇机智的"大将军"，是护卫人体的健康卫士。平时，肝脏会储藏大量的血，当人的身体出现问题时，肝就会将血输送过去，以此战胜病魔。中医讲"肝主筋"，爪是筋的延续。爪即爪甲，包括指甲。通过爪甲可以判断肝血是否充足，如果爪甲萎软而薄，甲面有凸起的棱线或是下凹，甚至变形、脆裂，就是肝血不足。肝开窍于目，如果眼睛经常干涩、易流泪，也表明肝血不足。

肝火宜平

中医讲百病从气生，气大伤肝。脾气急躁的人通常肝火较旺，肝气过旺而化为火气。

有的人会眼胀头痛或眩晕耳鸣，这是肝火过旺、无从宣泄导致的肝气郁结、气机阻滞。在生活中保持平和、宁静的心态，对于健康是非常重要的。生气免不了，要注意找通道将之发泄出去。平肝火可以按压身体的消气穴——太冲穴。太冲穴在足背，沿第一、第二趾间横纹向足背上推，有一处凹陷处即是。

脾——人体的"工部尚书"

《黄帝内经》有言："脾胃者，仓廪之官，五味出焉。"

脾主运化

"脾为后天之本，主运化，生气血"。

脾胃是人体健康的"后天之本"，是五脏气血生化的源头，能够消化食物、运化水液。要注意中医所讲的脾，并不是西医中的脾脏，而是包括胃、胰腺等器官的综合功能体系。

脾主运化，主要是运化水谷精微（指人体消化吸收营养物质）。因为吃进去的食物并不能直接被吸收，而是需要脾胃对食物进行腐熟、运化等过程，胃肠吸收，然后把糟粕的东西排到大肠，把营养精微的物质输送到血液。因此，脾的功能旺盛，才能为身体提供足够的养料，从而滋养五脏六腑。

另可运化水湿。人每天都要喝水，脾对水液吸收后，经过运化，把水液转成津液，滋养全身。代谢后的废液由脾转输送至肺和肾，通过肺、肾的气化功能化为汗和尿排出体外，从而维持人体水液代谢的平衡。如果脾运化水液的功能减退，就会导致水液在体内停滞，身体会出现湿、水肿等表现。《黄帝内经》中也说："诸湿肿满，皆属于脾。"

脾主统血

脾具有统摄血液、防止血液溢出经脉、使血液循经运行的功能。脾的运化功能健旺，则气血充盈，气能摄血。因此，脾气虚时就会出现血虚，且脾统血的功能减弱，血液可能会流溢出脉管之外，身体则易出现便血、尿血等出血病症。

脾开窍于口，嘴唇的色泽能够反映气血的盛衰。如果唇色泽苍白或者暗淡无色，则表明脾气不足。

脾胃宜养

脾胃一伤，则五脏皆无生气。若脾胃受损，则气血亏虚、五脏营养不足，易引发各种疾病。脾胃调理须慢养，饮食上应多吃黄色和甘味食物，如小米、玉米、南瓜、黄豆等。此外，有"调理脾胃须单举"之说。单举可以强健脾胃，非常适合饮食不规律的人日常练习。

肺——人体的"宰相"

《黄帝内经》有言："肺者，相傅之官，治节出焉。"

肺主气

肺位于胸腔，左右各一。《黄帝内经》有"肺者，气之本，魄之处"之说，因此肺被称为人体的"宰相"，掌管生命的气机运行。肺主气指主呼吸之气和一身之气。肺气宣发，浊气得以呼出，卫气布散于全身；肺气肃降，清气得以吸入，从而保证身体正常的新陈代谢。如果肺的呼吸功能异常，肺气不足或肺气壅塞，人就会有气短、胸闷、喘息等表现。

肺主一身之气指肺有主持、调节全身经络之气的作用，特别是宗气的生成。宗气是由脾胃化生的水谷精气和通过肺吸入的清气组合而成。宗气关系到气血的运行、肢体的活动、呼吸的强弱等。宗气通过心脉布散到全身，但这个过程需要依靠肺气推动。因此肺借助宗气的生成和布散主一身之气。

肺主皮毛

肺主皮毛，开窍于鼻。肺为娇脏，容易受病邪的入侵。肺通过气管、喉、鼻直接与外界相通，因而外界的风寒邪气先进入肺。如果病邪犯肺，导致肺气宣降出入失调，又因肺与皮毛相合，身体则会出现发热、咳嗽、鼻塞等症状。肺气弱的人在寒热交替的季节更容易生病。

润肺以清

肺被称为"清虚之脏"，清虚就是清洁、干净的意思。肺是人体重要的生命通道，清浊进出，容不得半点阻碍。要想促进肺功能健全，最根本的办法就是全面增强体质，多吃滋阴润燥、生津养肺的食物，宜食酸甘类食物，如水果。养好肺可以减少很多肺部疾病，如气管炎、肺气肿等。如果平时常抽烟，或从事接触粉尘的工作，建议多喝茶来清肺养肺，减轻伤害。

肾——人体"发动机"

《黄帝内经》有言："肾者，作强之官，伎巧出焉。"

肾主藏精

肾为"藏精之所，主骨生髓"。人进行生殖繁衍、促进生长发育都需要肾功能推动。肾所藏之精广义上泛指人体内所有的精华物质，如气、血、津液、水谷精微等，狭义上指人的生殖之精。肾精充足，则骨髓充盈、骨骼坚固。人体筋骨强健就会动作敏捷、精力充沛。从中医角度来看，五脏中肾主生长、发育、生殖，只有肾气充足，人体才有力量，完成生殖孕育，延续生命。所以，小儿发育迟缓和成人不育之症，都可能与肾的精气不足有关。精的充足与否，也是决定人体衰老快慢和寿命长短的关键。当人年轻时，精气旺盛，男子能够排出精液，女子能够按时来月经；到了老年，肾中精气不足，筋骨无力，人的性功能和生育能力就会逐渐衰退。

腰为肾之府

中医认为腰膝酸软的原因为肾虚。经常转动腰，对肾有好处。久坐伤腰，因此，办公室一族要勤活动，工作间隙伸伸腰，能起到按摩内脏的作用。

肾喜温恶寒，要保护腰部不受寒，才能温煦肾阳、畅达气血。平日可以搓腰眼（即在第四腰椎棘突下，旁开约 3.5 寸凹陷处）。两手对搓发热后，紧按腰眼处，稍停片刻，用力下搓至长强穴，每次做 50 遍，早晚各 1 次。

肾主水

肾有主持和调节人体津液代谢的作用，在五行中属水，为阴中之少阳，故肾有"水脏"之称。《黄帝内经》有"肾者水脏，主津液"之说，所以肾阴虚的人口里会发干，缺少唾液。肾主水靠肾阳蒸化水液，使水气化，便于体内布散；又能使气化成水，产生尿液，使水液排泄。肾接受五脏六腑的精华后储藏在里面，脏腑旺盛，肾脏才有精气排泄。肾不好，水液代谢就会出现障碍，身体出现水肿、尿量减少或异常增多。

五脏之"毒"

心毒表现

心脏是阳气最旺盛的一个脏器，因此心脏之"毒"表现为阳气过于旺盛，导致心火过旺，出现火毒。

1. 舌头溃疡

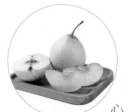

心开窍于舌，指舌为心之外候，心的经脉上通于舌。因此中医认为舌和心脏的关系最为密切，如果舌头经常出现溃疡、舌尖肿痛等症状，就表明心脏出现了问题，心脏有内火或是火毒。饮食不洁和情志过极易导致心火亢盛，上炎熏灼口舌，或心火下移于小肠，循经上攻于口，均可致口舌生疮。

2. 额头长痤疮

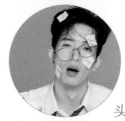

额头是心脏管辖的一个"属地"，心火旺盛时，造成血液循环不畅，额头部位就会此起彼伏地出现痤疮。如现代人生活、工作压力大，过于劳心伤神，则体内新陈代谢失调，一些油脂分泌物长期无法正常被排出体外，额头就会生痤疮。

3. 失眠心悸

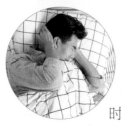

五脏对人的意识、情志活动具有调节作用。因此当心脏火毒过于旺盛时则会影响情志，表现为心神不宁、失眠心悸等。"悲哀忧愁则心动"，情志所伤，首伤心神。忧愁多思、多愁善感、心理压力较大的人则易失眠。

4. 胸闷或刺痛

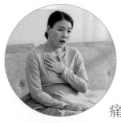

心脏出现瘀血时，轻则会出现胸闷，重则会在相应区域出现憋闷刺痛、面色灰暗、口唇青紫的表现。瘀血如果不能及时排出，会越来越堵，形成恶性循环。

肝毒表现

肝脏是人体内重要的解毒脏器，具有分解酒精和其他毒素的功能，是人体解毒的"掌门人"。

1. 运动力衰减，指甲无华

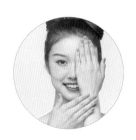

中医认为肝在体合筋，其华在爪。当毒在肝或肝经有蓄积时，肝血不足，经脉失养，运动力就会减退。老年人会变得行动迟缓，容易疲劳。中医讲"肝主筋"，爪是筋的延续。如果肝血不足，爪甲失去养分，则会出现指甲淡白、凹凸不平；肝火旺，则会出现指甲发红；肝内湿热，指甲会发黄。

2. 烦躁、情绪抑郁

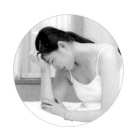

肝是人体调节情绪的脏器。若肝气疏泄失常，就会出现两个相反的情况：肝气疏泄不畅，气机郁结，人则产生抑郁、低落、暴躁等不良情绪；而肝气疏泄太过又会心情烦躁、脾气火暴，并伴有头晕、失眠等情况。

3. 月经不调

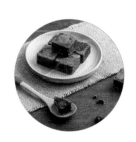

肝主疏泄，畅达气机，气行则血行。如果肝气郁结，血行异常，就会出现月经推迟、量少、痛经、闭经等；如果肝气太过，肝火旺盛，导致疏泄太过，则出现月经先期、量多、崩漏等。女性以血为本，肝为藏血之脏，肝司血海，主疏泄，具有储藏血液、调节血量的作用，故有"女子以肝为先天"之说。

4. 脸部出现斑纹

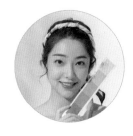

肝主藏血，可以净化血液，有解毒、促进代谢的作用。肝功能不好，血行不畅，血液瘀滞于面部，则面色青或出现色斑。

脾毒表现

脾为后天之本，气血生化之源。脾胃的毒素多是由于生活作息不规律、思虑过甚引起的，从而导致肠胃消化问题。

1. 面部萎黄、长色斑

脾胃相连，作息不当、饮食不规律使脾胃功能失常，消化系统能力变弱，则脾气不足，脾经毒素不能正常排出，气血生化无源，从而导致面部长斑、蜡黄。

2. 白带多

脾能够排出体内的湿气，如果体内湿气过盛，超出了脾的代谢能力，就会导致女性白带增多。

3. 口臭、口唇不泽

脾在窍为口，其华在唇。脾主运化，是食物代谢的中心环节。当体内的毒素无法排出体外时，脾失健运，则食欲减退或口味异常，如口中黏腻、无味或者口甜等，口唇淡白没有光泽。

4. 水肿、肥胖

"诸湿肿满，皆属于脾"。脾主运化，能将水饮化为津液，濡养四肢百骸。如果脾内毒素堆积，运化功能不佳，体内就会出现痰湿、水肿，这也是许多人肥胖的原因。因此，脾湿型肥胖必须使脾胃运化水液的功能恢复正常，减少痰饮、湿浊等病变的发生，否则减肥后体重易反弹。

肺毒表现

肺是身体内外气体交换的主要场所，主一身之气。毒素在肺，会干扰体内气血的运行。

1. 皮肤暗沉

中医认为肺"其华在毛"，当肺中毒素较多时，毒素会沉积在皮肤，使肤色暗沉、没有光泽。

2. 便秘

肺与大肠相表里，当肺脏有毒素时，肃降失调，大肠也会通降失常，形成不正常的淤积，就出现了便秘。

3. 多愁善感

肺在志为忧，悲、忧皆由肺气化生而成。毒素在肺，肺气宣降失调，对外来刺激耐受力下降，胸中的闷气不易排出，就容易多愁善感。

4. 咳嗽、咳痰

肺主呼吸，维持人体的生命活动。机体会通过咳嗽来排出肺中痰浊，宣畅气机。但久咳也会伤肺，需要增强体质，刺激肺经排出毒素，恢复肺正常的宣发肃降功能。

肾毒表现

肾脏是体内最重要的排泄、代谢器官。肾脏如果堆积毒素，或出现损伤，代谢废物就不能及时排出，身体的毒素就会越积越多。

1. 月经量少

中医认为，肾主生殖，即生育繁殖，月经的产生、经期长短、经量多少等，都反映肾功能情况。如果肾脏毒素堆积过多，经血就会减少。

2. 头发干枯、早脱

头发全赖于精血的濡养，故称"发为血之余"。肾藏精，精生血，精血旺盛，头发就会浓密有光泽。体内肾气不足，肝肾阴虚，头发会枯萎、早脱、早白等。

3. 容易疲倦

肾藏精，肾精化生肾气，促进生长发育、生殖，使身体活力充盈。肾脏毒素太多，会消耗肾的能量，出现肾亏，导致身体疲倦、四肢无力。

4. 水肿

肾具有调节体内水液代谢的作用。津液的生成、输出、排泄由多个脏腑协作完成。肾为脏腑之本，对各脏腑参与津液代谢有主持调控作用。肾毒堆积，调控失常，排出多余液体的能力降低，就会出现水肿。

测一测，你的身体需要排毒吗

中医认为"有诸形于内，必形于外"。人体经络是一个相互联络的整体，具有沟通脏腑、联合内外的功能。局部的变化可以影响全身，并反映到体表。这也是中医望闻问切的基础和依据，察言观色便可知道一个人身体是否出现了问题。现在不妨测一测，你的身体是否表现出毒素过多的征兆。

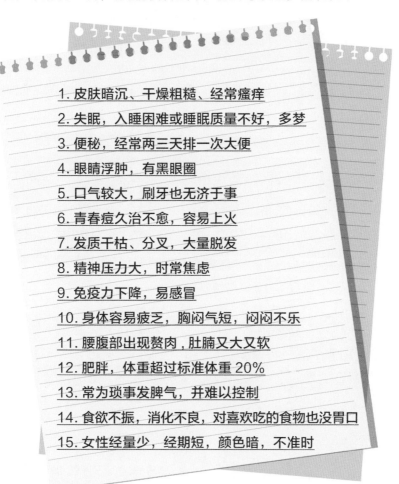

1. 皮肤暗沉、干燥粗糙、经常瘙痒
2. 失眠，入睡困难或睡眠质量不好，多梦
3. 便秘，经常两三天排一次大便
4. 眼睛浮肿，有黑眼圈
5. 口气较大，刷牙也无济于事
6. 青春痘久治不愈，容易上火
7. 发质干枯、分叉，大量脱发
8. 精神压力大，时常焦虑
9. 免疫力下降，易感冒
10. 身体容易疲乏，胸闷气短，闷闷不乐
11. 腰腹部出现赘肉，肚腩又大又软
12. 肥胖，体重超过标准体重20%
13. 常为琐事发脾气，并难以控制
14. 食欲不振，消化不良，对喜欢吃的食物也没胃口
15. 女性经量少，经期短，颜色暗，不准时

符合1~3项	身体状态较好，平日只要注意调整生活方式，进行简单的排毒法
符合4~6项	身体已经处于承重临界点，需要尽快调理
符合6项以上	体内毒素已大量堆积，健康失衡情况比较严重，需要规范日常生活习惯，全面排毒

九种体质自查表（中华中医药学会标准）

体质	特征					
	总体特征	形体特征	常见表现	心理特征	发病倾向	对外界环境适应能力
平和质	气血调和，体态适中、面色红润、精力充沛	体形匀称健壮	肤色润泽，头发稠密，目光有神，唇色红润，精力充沛，耐受寒热，睡眠良好	性格随和开朗	患病较少	适应能力较强
气虚质	元气不足，疲乏、气短、自汗	肌肉松软不实	语音低弱，气短懒言，精神不振，易出汗，舌淡红，有齿痕，脉弱	性格内向，不喜冒险	易患感冒、内脏下垂等病；病后康复缓慢	不耐受风、寒、暑、湿等外邪
阳虚质	阳气不足，畏寒怕冷、手足不温	肌肉松软不实	畏冷，手足不温，喜热饮，精神不振，舌淡胖嫩，脉沉迟	性格沉静、内向	易患痰饮、肿胀、泄泻等病；感邪易从寒化	耐夏不耐冬；易感风、寒、湿等外邪
阴虚质	阴液亏少，口燥咽干、手足心热	体形偏瘦	手足心热，口燥咽干，喜冷饮，大便干燥，舌红少津，脉细数	性情急躁，外向好动，活泼	易患虚劳、失精、不寐等病；感邪易从热化	耐冬不耐夏；不耐受暑、热、燥等外邪
痰湿质	痰湿凝聚，形体肥胖、腹部肥满、口黏苔腻	体形肥胖，腹部肥满松软	面部皮肤油脂较多，多汗且黏，胸闷，痰多，口黏腻或甜，苔腻，脉滑	性格温和、稳重，多善于忍耐	易患消渴、中风、胸痹等	对梅雨季节及湿重环境适应力差
湿热质	湿热内蕴，面垢油光、口苦、苔黄腻	形体中等或偏瘦	面垢油光，口苦口干，身重困倦，大便黏滞不畅或燥结，小便短黄	容易心烦急躁	易患疮疖、黄疸、热淋等病	对夏末秋初湿热气候、湿重或气温偏高环境较难适应
血瘀质	血行不畅，肤色暗沉、舌质紫	胖瘦均见	肤色暗沉，容易出现瘀斑，口唇暗淡，舌暗或有瘀点，舌下络脉紫暗或增粗，脉涩	易烦，健忘	易患症瘕及痛证、血证等	不耐受寒邪
气郁质	气机郁滞，神情抑郁、忧虑脆弱	形体瘦者为多	神情抑郁，烦闷不乐，舌淡红，苔薄白，脉弦	性格内向不稳定、敏感多虑	易患脏躁、梅核气、百合病及郁证等	对精神刺激适应力较差；不适应阴雨天气
特禀质	先天失常，生理缺陷、过敏反应等	过敏体质、先天失常者或有畸形，或有生理缺陷	哮喘、风团、咽痒、鼻塞、咳嗽等	随禀赋和体质不同情况各异	过敏体质者易患哮喘、荨麻疹、花粉症及药物过敏等	过敏体质者对易致过敏季节适应力差，易引发宿疾

中西医之"毒" 有何不同

中医之"毒"

"凡恶物皆可称毒",广义上来讲,主要包括外感六邪、内伤七情、饮食不节、劳逸失度,其他还有瘀血、药邪、外伤、虫毒等多种因素。

外感六邪

六邪指风、寒、暑、湿、燥、火六种外感病邪的统称。

❗风邪

性质:风邪为阳邪,具有发泄、向外的特性。

特点:风邪是百病之长,常兼他邪一同伤及人体,如风寒、风湿等。风邪致病部位具有游走不定的特点,游走于何处,病位即出现在何处。

病症:四肢酸痛、头身疼痛、鼻塞流涕、喷嚏咳嗽、咽喉肿痛、口燥咽干等现象,全身倦怠乏力,甚至胸闷、头痛、震颤等。

❗寒邪

性质:寒邪为阴邪,寒邪过盛,会损伤人体的阳气,从而表现出寒证。

特点:寒邪入侵,具有使人体经脉气血凝滞的作用。人体气血、津液不通,不通则痛。因此寒邪伤人多表现为疼痛症状。

病症:头部受寒,表现为头痛、头昏、怕冷、身体发热、无汗;脾胃受寒,表现为呕吐、大便不成形、肠鸣;背部受寒,表现为慢性腰腿疼、肩周炎等;肌表受寒、肺气不能宣发,表现为咳嗽、喘憋等。

❗暑邪

性质:暑邪为阳邪,性升散。

特点:温度较高时,人体津液会通过毛孔外泄。出汗过多,伤津耗气,常伴有中暑症状。暑热多兼湿,尤其是在夏季多雨的地方,暑热和湿气混合在一起,会加重病症。

病症:高热、面赤、头晕、四肢无力、胸闷呕恶,甚至突发昏倒、不省人事。

❗湿邪

性质：湿邪属阴邪，最易伤脾，使脾阳不振，运化功能失调。

特点：湿邪入侵常使人体感到沉重，排泄物秽浊不清、黏滞不爽；湿气致病隐缓，病程较长，常依附他邪一同致病。

病症：水肿、尿少、小便混浊、舌苔厚滑黏腻、大便溏泄、女性白带多、小腹胀满、食欲不振、湿疹等。

❗燥邪

性质：燥邪伤人多见于气候干燥的秋季，故又称秋燥，具有干燥、收敛的特性。

特点：燥邪入侵多从口鼻而入，尤其是肺开窍于鼻，因此伤及肺津。

病症：皮肤干涩、口鼻干燥、口渴、大便干结、干咳少痰等。

❗火邪

性质：火邪为阳邪，易侵害人体的上部，尤其是头面部。

特点：火邪多出现在夏季，但不受季节限制。火热之邪侵袭人体，耗气伤津，损伤人体正气。火邪往往燔灼肝经，耗损津血，使筋脉失于濡养。

病症：口苦咽干、牙龈肿痛、口舌易生疮、小便短赤、大便秘结、心烦、失眠等。

内伤七情

七情指喜、怒、忧、思、悲、恐、惊这七种情志活动。情志活动与五脏关系密切，二者相辅相成，情志一旦过度就会伤身。

❗虫毒

虫指寄生虫，它们寄居在人体内，消耗营养物质，破坏局部组织，还会导致疾病，如蛔虫、绦虫、蛲虫等，通常寄生于肠道内，影响脾胃功能，耗损机体气血，表现为腹部疼痛、身体消瘦、身疲乏力等症状。

❗瘀血

瘀血指体内血液停滞，包括血液运行不畅或者离经之血形成的病理性产物，瘀血后也会导致气机郁滞、气血不畅，易引发新的病变。瘀血不去，新血不生，四肢百骸受血液濡养作用减弱。瘀血致病常表现为疼痛，且痛处固定不移，瘀血处常见肿块或局部青紫等。

❗药邪

"毒"的本义是"偏"，指药物的本性、特性、偏性，与药是同义词。毒的偏性可以纠正人体的偏性，因此中医对"毒"的看法是辨证的，如人参性热，如果再给一个内热严重的人服用，这良药也会变成毒药。

西医之"毒"

西医对"毒"的认识更加精确，通常指进入人体后与机体组织发生物化学反应，引起机体病理状态甚至危及生命的物质。一般包括食物毒素、人为毒素、酒精中毒、药物不良反应等。

食物毒素

食物毒素分为天然毒素和人工合成的有毒化学物质。天然毒素指动物、植物以及微生物体内合成的有毒物质。当人们食用某些食物时，有毒物质会进入人体内，对人体造成危害。食物中的毒素在人体内的反应往往因人而异，既与食物的摄入量相关，也与个体体质相关。此外，过敏体质的人对毒素更敏感。因此食物中的毒素往往不能一概而论。

常见食物	有毒物质	原因及表现
发芽、变青的土豆，未熟、发青的西红柿	茄碱，又叫龙葵素	发芽的土豆含有龙葵素，即使高温处理，也不能完全去掉发芽土豆的毒素。中毒表现为上腹部疼痛、恶心、呕吐、腹泻
未煮熟的豆类，如豆浆、四季豆、鲜蚕豆、红腰豆等	皂苷、胰蛋白酶	食用未煮熟的豆类。中毒表现为恶心、呕吐、腹泻等
鲜果仁，如杏仁、樱桃仁、桃仁、李仁等	含氰苷类、氢氰酸	鲜果仁有毒，但可以通过加热去除杏仁毒性
隔夜菜、腌咸菜	亚硝酸盐	隔夜菜会产生较多硝酸盐，食用后即转化为对人体有害的亚硝酸盐，从而引起中毒。中毒表现为缺氧症状和胃肠道反应
皮蛋	重金属铅	制作皮蛋时，辅料中含有氧化铅，会逐渐渗透到蛋内，人体摄入后会在体内蓄积，表现出神经系统紊乱和骨骼发育不良
油条、油饼、炸糕等	重金属铝	油条等油炸食品中会加入明矾，明矾是含铝的矿物质，铝很难由肾脏排出，会对大脑和神经系统产生影响，容易引发阿尔茨海默病（即老年痴呆）

人为毒素

人为毒素在范围和种类上都比较广泛，其中包括工业毒物、农业毒物等，种类繁多：刺激性气体，如氮氧化物、二氧化硫等；有害气体，如甲烷、乙烷等；农药中的杀虫剂、杀菌剂等。这些基本上都是化学物质，它们对身体的作用各不相同，如刺激性、腐蚀性、窒息性等，这些毒素进入身体后，会对人体造成相当严重的损害，甚至造成生命危险。

酒精中毒

酒精中毒与个人对酒精的敏感性、酒精摄入量及摄入频率有关。轻度症状就是醉酒，可能表现为情绪激动、面色潮红；严重的酒精中毒分为急性和慢性，其中急性酒精中毒占大多数，容易出现昏迷，甚至因呼吸衰竭而死；慢性酒精中毒对多个脏腑器官功能都有损害，尤其是神经系统。

药物的不良反应

西药多是合成的化学药物，具有一定的毒副作用。药物使用不当，药物剂量和用药途径与用药者体质、年龄不完全符合等因素，均会引起药物不良反应。药物不良反应通常也会在停药后逐渐消失，但造成的器质性损害无法消失。

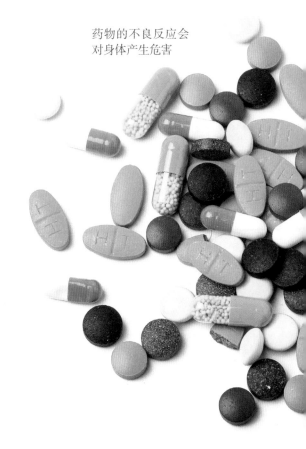

药物的不良反应会对身体产生危害

"毒"从何而来

毒邪的形成分为两种：一是外来之毒，如我们日常生活中接触到的环境、食品、日用品、天气、外伤感染等侵入人体所致；另一种是内生之毒，来源于人体自身产生的毒素，如腑脏失调、毒邪堆积，以及体内的宿便、自由基、情志毒素等。

外来"毒"素

不洁空气

室外不洁空气，如过量的烟尘，此外还有室内空气污染，如灭蚊喷雾剂、装修材料含有的甲醛等挥发性有机物，宠物身体分泌物、排泄物，生活垃圾，卫生间死角滋生的微生物等。

食品添加剂

许多色、香、味俱全的食品都会添加多种食品添加剂，如甜味剂、膨松剂、防腐剂等。虽然许多食品添加剂在安全范围内使用对人体没有急性危害，但是需要在人体内代谢，长期食用，还是会对人体造成一定危害。

生活用水

水是维持人类生命的重要物质之一。当工业生产引起水污染或因某地区水中含有较多重金属，有毒物质随饮用水进入人体，就会在体内堆积，影响人体健康。建议饮用烧开的水或在家里安装净水器。

日用品

日用品，如洗涤用品、香水、染发剂、指甲油等都含有化学物质，其中的有害物质会透过皮肤进入身体，产生毒素。

内生"毒"素

宿便

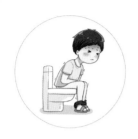

如果粪便产生后，长时间不能离开人体，就会在肠道里腐烂变质，成为细菌的滋生地。粪便中的有毒物质还有可能被肠道重新吸收，危害人体。当身体毒素无法排出、负担加重时，就会出现烦躁、多梦，甚至情绪低落、代谢功能失调等表现。

自由基

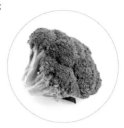

自由基是人体生命活动中各种生化反应的中间代谢产物，具有一定的防御作用。但自由基过量会产生氧化反应，加速人体衰老，损害人体蛋白质、DNA等。要想清除自由基，建议多吃抗氧化的食物，如猕猴桃、西蓝花、菜花、西红柿等。

胆固醇

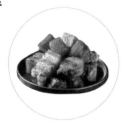

胆固醇是人体的组成部分，除了来自食物外，主要由自身合成，并以肝脏的合成能力最强。如果胆固醇升高，超过人体所需范围，多余的胆固醇就会堆积在血管内壁上，造成动脉粥样硬化，容易形成血栓、脑卒中、高血压等问题。

尿酸

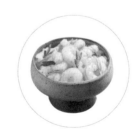

尿酸是人体内核酸中嘌呤分解代谢的产物，随尿液排出体外。如果尿酸过多，或排出不畅，就会沉积在人体软组织或关节中，引发炎症，严重者引起痛风。尿酸高的人建议少吃含嘌呤高的食物，如海鲜类、肉类、酒类等。

五脏六腑协调保健康

人体是一个脏腑、经络相互联系的有机整体。五脏各司其职，有着各自的功用，同时也相互依存，共同作用，调节身体的气血、津液、精神等各方面。养生不能孤立地只滋补一个地方，一定要将其作为一个整体看待。

五脏六腑相辅相成

脏与腑的关系，是阴阳表里配合关系。一脏一腑，一阴一阳，一表一里，相互配合，组成心与小肠、肺与大肠、脾与胃、肝与胆、肾与膀胱等脏腑表里关系。

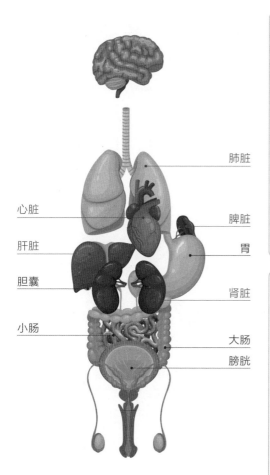

心脏
肝脏
胆囊
小肠

肺脏
脾脏
胃
肾脏
大肠
膀胱

心与小肠

心与小肠互为表里。小肠主要接受胃腐熟之后的食物，并进一步对食物消化，分为精微和糟粕，分出清浊。水谷精微为清者，会借助脾气输送于心，化为血液，润养心脏。当心火旺盛、口舌糜烂时会出现尿少、尿赤，这是因为心火转移热到小肠。如果小肠有热，也会累及心脏。小肠虚寒，无法消化水谷精微，会出现消化不良、腹泻等营养失调问题，长此以往会出现心血不足。

肺与大肠

肺与大肠相表里。小肠分清浊后，浊物下行至大肠。肺气肃降，大肠气机通畅，得以将糟粕之物排泄出去。如果肺气肃降功能失调，肺气壅塞，大肠传导功能受阻，就会出现大便干结、便秘等情况。同理，只有大肠通畅，肺气才能肃降正常。因此，如果治疗肺热，可以宣泄大肠；如果大肠不畅，可以从宣通肺气入手。

脾与胃

脾与胃相表里。胃有接纳和腐熟水谷的作用，首先接纳从口而来的饮食，并对其进行初步消化，形成食糜。胃气向下运动将食糜下传于小肠，进而传到大肠，最后形成粪便排出体外。但胃气下行需要搭配脾气上升，脾气上升，精微水谷得以输布全身。因此，如果胃气不降，就会出现呕吐等症状；如果脾气不升，就会出现久泻、子宫下垂等表现。

肝与胆

肝与胆相表里。胆汁来源于肝，存在于胆囊之中，帮助脾胃消化食物。肝主疏泄，如果肝气郁结，胆汁分泌、排泄不畅，也会影响脾胃功能，出现食欲不振、恶心呕吐等，肝疏泄失常，胆汁外泄，身体容易出现发黄的征兆。肝胆相照，肝主谋略，胆主决断。肝胆相配合，情志活动正常，断事果决。

肾与膀胱

肾与膀胱相表里。肾为水脏，生成尿液，膀胱储存尿液，并将之排出体外。肾和膀胱合作完成尿液的生成、储藏和排泄。膀胱储藏和排泄尿液依靠肾的气化功能和固摄作用。如果肾气不调，引起膀胱失去约束，就会出现小便频繁或遗尿；如果膀胱湿热，会出现尿频、尿急、尿痛甚至血尿。

五脏六腑不调则易生病

1. 心气失调就会嗳气
2. 肺气不利就会咳嗽
3. 肝气郁结就会多言
4. 脾气不和就会吞酸
5. 肾气虚弱就会打呵欠、喷嚏连连
6. 胃气失调就会气逆为哕，或有恐惧感
7. 大肠、小肠不能分清浊，传糟粕
8. 下焦不能通调水道，就会溢于皮肤导致水肿
9. 膀胱气化不利则为癃闭，不能约制则为遗尿
10. 胆气失调则易发怒

这些就是五脏六腑之气失调而诱发的病变。

五脏养生与五行

五行指金、木、水、火、土。在中医理论上，以五行的基本特性为基础，再根据五脏性质，对应到五行之中，就得到了肺对应于金、肝对应于木、肾对应于水、心对应于火、脾对应于土。

五行与五脏

《尚书》中对五行的特性概括为：水曰润下、火曰炎上、木曰曲直、金曰从革、土爱稼穑。

水曰润下

水主智，性聪、性善，具有滋润、钻研、掩藏之性。润，濡润；下，向下、下行。因此凡具有滋养、下行等作用或性质的事物都归属于水。

肾能够促进机体生长发育，调节体内水液代谢，津液下行入肾。因此肾属于水。

火曰炎上

火主礼，性急、性恭，具有发热、温暖向上之性；火具有上升、光明的特性。因此凡具有炎热、升腾、光明等作用或性质的事物都归属于火。心是"君主之官"，心主温煦，是生命的动力源泉。心为阳脏，主阳气，属于火。

木曰曲直

木主仁，性直、性和，代表着升发的力量，具有柔和、仁慈之性。因此凡具有生长、升发、通畅等作用或性质的事物和现象都归属于木。肝，主疏泄，调节气机。肝气疏通，血与津液运行通利，胆汁分泌、协调脾升胃降，脏腑经脉之气运行无阻。因此肝喜条达，属于木。

金曰从革

金主义，性刚、性烈；具有肃杀、收敛、延展之性。从，顺从；革，变革。因此凡具有收敛、变革等作用或性质的事物都归属于金。肺，主宣发与肃降，协调呼吸。肺气肃降，吸入空气，接着下入肾，体内外气体充分交换。因此肺属于金。

土爱稼穑

土主信，性重、情厚，具有承载万物、生化藏纳之性。因此凡具有承载、生化、受纳等作用或性质的事物都归属于土。

脾，为后天之本，生化之源，主运化，是饮食代谢过程的中心环节，同时运化津液，并传输到全身腑脏。脾喜燥，属于土。

五行相生相克

五行关系复杂，但最讲究平衡，如果五脏中的任何一个脏器的能力较其他脏器强或弱，就会破坏这种平衡。如心火太旺，有可能是心脏原因，也可能是肾气不足，水克不住火，也可能是肝气上升，木生火，造成心火旺。五行相生相克，相生就是相互促进，相克就是相互制约。

五行相生

木生火对应肝藏血以济心：肝可藏血。肝血充沛，肝气有利疏泄，调节气机，气能促进血行，使心主血脉功能正常。心血和肝血相互联系、影响。

火生土对应心阳温脾土：心阳可以温运脾土，脾得以运化水谷精微，并贯穿于心血充盈。

土生金对应脾生肺：脾化生水谷精微以养肺，肺主一身之气，脾化生的水谷精气需要肺气的宣发、肃降来输送至全身。肺所需水谷精微也要脾来运化。

金生水对应肺清肃下行以助肾：肺吸入清气，下资于肾；肾收纳清气，维持呼吸的深度。

水生木对应肾生肝：肾藏精以养肝，肝藏血，精血同源，能相互转化滋生。

五行相克

木克土：肝疏泄条达，可以协调脾的郁滞。

土克水：脾的运化，可以防止肾水的泛滥。

水克火：肾阴的上济，可以制约心阳亢烈。

火克金：心阳的温煦，可以制约肺的清肃太过。

金克木：肺的清肃下降，可抑制肝阳上亢。

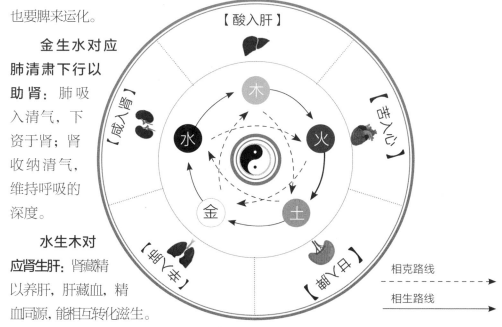

五脏养生与五色、五味

中医认为食物的颜色与味道能对症滋补五脏，五色食物入五脏，五味食物养五脏。

五色入五脏

五色指青(绿)、赤(红)、黄、白、黑。五色食物根据属性确定五行，青色食物归属木，红色食物归属火，黄色食物归属土，白色食物归属金，黑色食物归属水。同时还对应相关联的脏腑器官，即青入肝、赤入心、黄入脾、白入肺、黑入肾。

青养肝

青色属木入肝，也就是说青色食物具有疏肝、护肝、清除肝脏毒素的功效。肝为解毒器官，吃进去的食物都需要经过肝脏中转。青色食物包括绿色蔬菜和水果，富含膳食纤维，具有清肠通便、清肝解毒的作用，帮助体内毒素排出体外。

赤补心

赤色属火入心。赤色食物可以促进血液循环，活血造血。赤色食物多具有缓解疲劳、抗衰老、驱寒补血的作用，能提高人体细胞的活性，增强人体免疫功能，预防各种病毒入侵，有清血、补血、通血的功效，还可以温煦心阳。赤色食物多给人以兴奋感，增进食欲。

黄益脾

黄色属土入脾。多吃黄色食物能帮助脾胃更好地消化吸收，补益脾气，提高脾脏功能及抗病能力。脾脏运化水谷精微，黄色食物可以增强肠胃蠕动，促进排便排毒，补中益气。尤其是脾胃虚弱的人，不宜使胃肠道黏膜受刺激，黄色食物多温和益气。

白润肺

白色属金入肺。白色食物是养肺佳品，可增强肺腑之气，提升肺脏免疫力。白色食物多具有止咳化痰、清肺润燥的作用，且白色食物对预防心血管疾病、安定情绪也有益。

黑滋肾

黑色属水入肾。黑色食物能滋养肾脏，增补肾精。肾脏之气充益，可以预防阳痿遗精、腰膝酸病、盗汗等。黑色食物通常含有丰富的黑色素，黑色素具有抗氧化作用，有助于清除体内多余自由基，起到预防衰老、乌发强骨的作用。

五味养五脏

五味指酸、甘、苦、辛、咸，每一味对应一脏酸入肝、甘入脾、苦入心、辛入肺、咸入肾。在日常饮食中，"五味不得偏耽，酸多伤脾，苦多伤肺，辛多伤肝，甘多伤肾，咸多伤心"。谨和五味，适当搭配。

酸入肝——疏肝开胃

酸味食物能刺激口腔的味觉神经，增强消化功能，具有开胃、收敛的功效。常吃酸性食物可以滋肝阳、养肝血、平肝火，避免肝血不足，从而保护肝脏。一般内火旺盛的人，清火时多吃苦寒或酸味食物，达到柔肝调肝的效果。

酸

西红柿、山楂、柠檬等

甘入脾——温脾补血

甘味指食物的甜味，甘味食物主要在于其可以补养脾胃，有缓解疲劳的作用，如红糖、红枣、蜂蜜、桂圆等。甜味还有助于使人放松，所以工作压力大的人适当吃点甜食可以睡得更香甜。

甘

红枣、米、面、薯类等

苦入心——清心祛热

苦味食物可清心火、消暑热，去心中烦热，使心脏更好地发挥功能。另外，苦味食物具有祛除湿邪、止恶逆、排毒的作用，对增强体质有益。

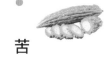

苦

苦瓜、茶叶、苦菜等

辛入肺——养肺散寒

辛味食物具有发汗、理气、活血的功效，其特点是气味浓烈、刺激性强，可激发食欲，能够调理气血、疏通经络。但患有痔疮、便秘、精神衰弱的人不宜多食。

辛

生姜、大蒜、大葱、韭菜等

咸入肾——滋阴利水

咸味有利水消肿、软坚散结、泻下通便的作用。中医讲的"咸"不单指盐，包括咸寒、咸凉、咸温、咸平多种。咸味能滋养肾气，调节人体细胞液和血液渗透压，保持正常代谢。

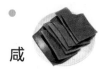

咸

海产品、猪肾等

七情有节养五脏

喜、怒、忧、思、悲、惊、恐谓之七情。情志的变化影响脏腑的功能，如果长期受到某一种精神刺激，超过身体所能调节的范围，就会导致阴阳气血失调，促使疾病发生。许多疾病的发生都与精神刺激有关。

心在志为喜

喜代表着心情愉悦，其活泼遂表现于外。心炎上之象，具有升发、向外的性质，因此心在志为喜。适当的喜乐有益身心健康，能使气血调和、心情舒畅。而且民间有谚语："笑一笑，十年少。"常常喜乐的人往往心无所忧，身心轻松，寿命长。

"笑一笑，十年少，愁一愁，白了头"，说明了心态对健康的影响

肝在志为怒

怒是一种情绪激动的情志变化，当怒则怒，怒而有节属于正常。肝主疏泄，调节周身气机通达。当气机不畅，肝火欲起，怒后又易引发气机升发太过，阳气上亢。因此肝在志为怒，大怒伤肝，肝的病理表现常与怒有密切关系。

肺在志为忧

忧是一种焦虑、沉郁的非良性情绪状态，因而趋于内向、收敛。肺属金，有收敛、沉降之性，因而肺在志为忧。

脾在志为思

思属于情志范畴，常包含多种复杂的思维情绪，对应脾属土，运化水谷、灌溉四脏的特性，因此脾在志为思。

肾在志为恐

恐是一种惊骇、胆怯、精神紧张的情绪，因为它发自于内，引气机下陷，因而肾在志为恐。

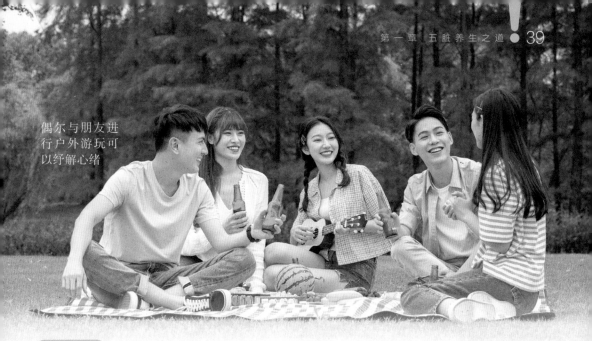

偶尔与朋友进行户外游玩可以纾解心绪

大喜伤心

喜太过，心气容易涣散，易诱发心肌缺血，尤其是老年人，大喜容易引起昏厥。中医上讲，心神宜藏。人如果心态平静淡泊、精神内守不耗散，就可免受病邪侵害。

克怒保肝

"怒则气上"，大怒横逆，肝的疏泄功能容易失调，肝气上逆，血随气逆，因此气血失和。表现为面红目赤、头胀头痛。肝郁气滞又会使积压的情绪难以发泄，因此郁而伤肝。

管理情绪往往首先要宽容大度，不多计较，找到合适的宣泄情绪的渠道和方式。

长思损脾

思虑太过容易伤脾，水谷不化，气血不畅。古人有"思虑多则志苦而内虚"一说，思虑重重，常常导致没有食欲。转移思虑，忘却烦杂之事。多与朋友、亲人交流畅谈，有助于纾解胸中烦闷，平心静气。

久忧（悲）伤肺

悲伤肺，肺虚时更容易悲。忧郁损耗人体之气，肺主一身之气，因此忧愁过度容易伤肺。肺气虚弱不足，对外界刺激的耐受能力下降，因而也易产生忧愁的情绪。忧郁使肺气闭塞，出现胸闷气短等症状。何以解忧，唯有宽心。

避恐（惊）护肾

"恐则气下"，惊恐伤肾，使肾气不固，容易气泄于下，甚至出现大小便失禁、滑胎早产等现象。为了减少恐惧，可以给自己积极的心理暗示，避免深夜看恐怖电影或小说，不过多地关注令自己担忧、焦虑的负面事件等。

日常养五脏有妙招

《黄帝内经·上古天真论》中黄帝问岐伯：上古之人年岁都超过百岁，但行动灵敏，没有衰老的迹象；现在的人，到了 50 岁动作就显得迟缓且已有垂老之态，是为何呢？岐伯回答说：上古之人懂得养生之道，取法天地阴阳的变化规律，"饮食有节，起居有常"；而现在的人就不同了，"以酒为浆，以妄为常醉以入房……，不时御神，务快其心，逆于生乐，起居无节，故半百而衰也"。

起居有常

生活作息规律，才有利于身心健康。现代人多有熬夜的习惯，殊不知"安寝乃人生最乐"，正常且规律的睡眠与健康密不可分。中医认为，昼为阳，夜为阴，人的作息应顺应昼夜阴阳变化的规律，才有利于身心健康。按时作息是起居养生的基本要求。

中医讲究盛则寤（醒来），因此晨宜早起，早晨阳气升发，身体充满活力。最佳起床时间是早上 6 点，起床后空腹饮一杯白开水，唤醒一天的肠道活力，还可以补充一夜消耗的水分。一日之计在于晨，此时人的精神最饱满，适合做一些活动。

阴气盛则寐（入睡），因此夜宜早睡，尽量避免熬夜，保证充足的睡眠，如此才能精力充沛。晚上应该在 22~23 点上床，在子时进入最佳睡眠状态，因为人的深睡眠时间一般在凌晨 2~3 点，但人在睡后一个半小时才能进入深睡眠状态。

古有谚语："不觅仙方觅睡方。"高质量睡眠是平衡身体阴阳的重要手段，也是健康养生的第一步。身体通过睡眠为自己及时"充电"，使身体组织得以发育及修复，消除疲劳。中医提倡睡子午觉，即夜间子时和白间午时。这两个时段是天地气机转化点，阴阳大会、水火交泰之际。因此夜半之时应长眠，午间之时宜小憩。

中医讲不可劳伤过度，劳则气耗，不利于正常的起居生活。

饮食有节

饮食是人生命活动和维持健康的基础。若饮食不节，明显低于或超过日常适度饮食量，或饮食不规律，就会伤及脾胃，形成内伤。古语有"饮食不节，则形累而寿损"之说，因此过饥、过饱、规律失常、饮食偏嗜等都会损害健康。

饮食自倍，肠胃乃伤

暴饮暴食超过脾胃的运化能力，就会出现积食、腹胀疼痛、泛酸、厌食纳呆等。同时，营养、能量过剩会引起肥胖，损伤脾胃，使身体出现气滞、痰湿等问题。因此《摄养诗》提出：食惟半饱无兼味，酒至三分莫过频。虽不至于餐餐吃到五成饱，但每餐留一口，吃到刚刚好，是很健康的方式。

谷不入，半日则气衰、一日则气少

过饥也是不健康的饮食方式。吃得过少，往往营养补充不及时，身体气血亏损，身体就会变得虚弱。一旦有病邪侵入，身体抵抗力差，小病易变大病。身体气血不足，脏腑虚弱，情志也会受影响，常常忧思度日。

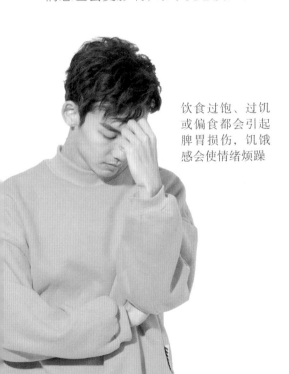

饮食过饱、过饥或偏食都会引起脾胃损伤，饥饿感会使情绪烦躁

饮食偏嗜

饮食偏嗜也会导致某些营养物质缺乏或内伤疾病的发生。如果偏食生冷食物会损耗脾胃的阳气，身体易生寒湿；如果偏食辛辣食物，肠胃积热，容易内火旺盛。

平常心态保健康

养生先养心。心神是生命的主宰，是五脏六腑的"大主"，七情所伤首伤心神。当情志剧烈波动时，身体内部也会做出反应，先伤神，后伤形。

保持健康的心态不如动起来，情绪低落的人更应加强体育锻炼。动则阳升，人的精神就容易亢奋。此外，运动加快身体代谢，可以预防早衰。尤其是老年人，更应该注重锻炼，不仅仅是肢体运动，还应该脑力活动，如练书法、下围棋等。

恼怒是造成人体疾病的一个重要原因。人在发脾气时，气会往上冲，往往面红目赤、身体发热，甚至能明显感到血压上升、头昏脑涨。发泄出来的情绪往往是一时的，发泄不出来的情志就会郁滞在体内，慢慢损耗体内正气。因此，保持平常心态很重要。

第二章

十二时辰养生法

古代人把一天分为十二个时辰，每一时辰对应两个小时。中医认为人体内的五脏六腑以及经络都与一天的时辰相对应，每一个时辰都有一个经脉以及与经络气血相关的五脏六腑来值班。因此可以按特定的时辰养护脏腑经络。

子时 🕐23:00~1:00

胆经当值，睡觉保护阳气

要好好睡觉，养胆气，可使头脑清晰、气色红润，没有黑眼圈。

《黄帝内经》曰："凡十一脏，皆取于胆。"人的气血取决于胆的升发，胆气升发起来，全身气血才能随之而起。子时把睡眠"养住"了，对一天至关重要。

胆经当令

子时是胆经当令，即胆经值班的时间。此时为昼夜更替之时，阳气虚弱，因此最好通过睡觉来养护脏腑。

中医认为，肝之余气泄于胆，聚而成精。胆为中正之官，五脏六腑决于胆。气以壮胆，邪不能侵。胆气虚则怯，气短，谋略而不能决断。由此可见，胆的重要性非同一般。

阳气升发宜睡觉

子时是一天中最黑暗的时候，阳气开始升发。胆气升发起来，各个脏腑就会正常运行，全身气血才能随之而起，人的身体状态就会很好。

胆汁需要新陈代谢，人在子时前入睡，胆方能完成代谢。"胆有多清，脑有多清"。凡在子时前入睡者，头脑清晰，面色红润。

敲打胆经，强胆瘦身

胆经即足少阳胆经，穴位繁多，上起于眼外角旁的瞳子髎穴，下止于脚四趾末节外侧足窍阴穴，共有 44 个穴位。每天敲胆经，主要敲大腿外侧的四个穴位（环跳、风市、中渎、膝阳关）。

胆经受损的表现

在现实生活中，如果悉心观察就会发现，那些眼睛混浊的人往往办事比较糊涂，胆小怯懦难成大事，且越活越糊涂，这些症状其实也是胆经受损的表现。

胆清则脑清，胆总是得不到较好的新陈代谢，自然大脑也就浑浑噩噩。熬夜的人第二天为什么一整天都头晕？道理就在这里。

同理，胆虚则易惊，失眠多梦，内心烦闷，虚寒焦躁，身体上的不适反馈在心理上，就表现得缺乏自信，懦弱怕事，心胆惧怯。

敲胆经

增补气血

敲胆经可促进胆汁分泌，增加气血。人体的能量来源于食物，人吃进食物后，胆汁可促进其中脂肪的消化和吸收，补充人体必需的脂溶性维生素。因此，如果胆汁分泌不足，则食物被分解成可供人体吸收的营养物质不够，也就不能提供人体造血所需的足够材料。

调畅气机

敲胆经可以调理脏腑的气机。

人体是一个升降出入气化运动的机体。肝气通达，气机调畅，则脏腑气机升降有序，气机该升的升，该降的降，身体才能达到平衡。如果气机不通畅，就会出现胸闷、喜叹气。

提高抵抗力

足少阳胆经处于半表半里，邪气侵犯人体往往会和正气在半表半里中进行抗争，这时人就会感到忽冷忽热。正气强，就会把邪气驱赶出；如果正气虚，邪气就会长驱直入进入身体里，疾病加重。敲胆经可以生阳气、扶正气，增强人体的抵抗力。

敲胆经的方法

大腿外侧敲打法

敲打胆经从臀部到膝关节这一段（大腿外侧正中间的那条线），手握空拳，用掌面一侧从臀部往下顺着气血的流向（从上往下）缓慢敲打，直到膝关节处。两侧都要敲打，由于大腿肌肉和脂肪很厚，因此必须用力敲打，才能有效刺激穴位。

瘦腿减脂

敲击大腿外侧的胆经有利于瘦身。长期坚持敲胆经，会发现臀部和大腿外侧脂肪减少。大腿外侧这段胆经，敲打起来最顺手，建议每天敲打。

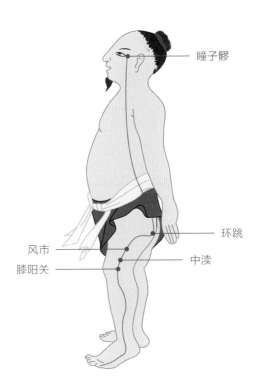

瞳子髎

环跳

风市

中渎

膝阳关

丑时 ⏱1:00~3:00

肝经当值，阳气升发

肝脏是人体解毒的重要场所，同时也承受着人们精神上、生活上的压力。发怒伤肝、抑郁伤肝、过劳伤肝、喝酒伤肝。现代人不规律的生活节奏是肝的隐形"杀手"。肝是人体的"大将军"，我们也得爱惜"将才"。

肝经当令

经过子时阳气初生，丑时阳气升发，这个时候肝脏正是忙碌的时候。丑时阳气升发，肝血回流，肝脏要淘汰废旧的血液，储存新鲜的血液，及时修复和再生受损的肝细胞。所以要想养好肝血，1:00~3:00要熟睡。

肝胆相照，互为表里，胆附着于肝，藏泄胆汁。只有肝血充足，肝气疏泄正常，胆才能正常地发挥作用。

忌嗜酒、忌过劳

"人卧则血归于肝"，如果这个时候还没有熟睡，肝脏就需要为人体的身体和精神活动提供能量，消耗气血，无法完成正常的新陈代谢活动，第二天面色不佳、神情懒惰、易烦躁。

喝酒伤肝，尤其在这个时间段会加重身体损害。因此夜间尽量避免喝酒，也不要沉迷于未完成的工作，好好睡觉，第二天才能精力充沛。

按摩肝经，养肝理气

肝经即足厥阴肝经，肝经穴位较少，单侧数目14个。肝经起于大脚趾的大敦穴，也就是胆经结束的穴位，然后沿脚背向上，由小腿内侧一直进入人体会阴部，进入小腹，从胃旁向上，通过鼻咽，到达头顶，与督脉相交。

肝受损的表现

肝不好的人往往肝火较旺，情绪容易激动，也就是脾气大。肝血不足，肝气虚会容易恐惧、郁怒，其实也是怒之变郁。很多人熬夜是因为晚上失眠、难以入睡，其实肝藏魂，肝血失调，血不养魂，就会有眼睛干涩、失眠多梦、梦游、夜寐不安等症状。

肝主藏血，有"血海"之称，与女性月经来潮密切相关。如果肝血不足，女性就会月经量少甚至闭经。此外，通过面色可以知道身体的问题。肝功能不好，疏泄出现问题，人就会面色发青，感到胁肋部位微微疼痛。

刮肝经

疏泻肝火

刮肝经可以疏通肝经的气血，增强肝气，消除肝火。肝气舒畅，心情就会平静，不会暴躁或者气郁，还可以缓解高血压，尤其是对老年人"三高"有一定预防作用。

强筋健骨

肝主筋，筋连接四肢百骸，按摩肝经，体内的筋也会更富有弹性。筋骨强健，可增强身体免疫力，而且经常按肝经还可以排毒减肥。

预防乳腺疾病

女性的子宫和乳腺问题通常都源于肝，因此常常刮肝经可以改善女性月经不调，预防乳腺增生。

治疗疝气

下腹坠痛、患有疝气的人可以通过按摩肝经调理、改善，这是因为肝经是十二经络中唯一一条绕生殖器而行的经络。

明目养眼

肝开窍于目，肝血充足，人视物就清楚。按摩肝经，对眼睛有好处，可缓解眼干、眼涩等症状。

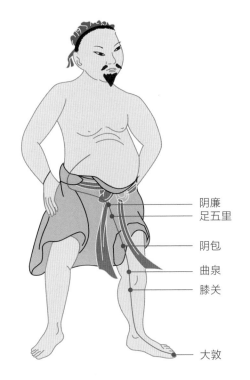

阴廉
足五里
阴包
曲泉
膝关

大敦

刮肝经的方法

大腿内侧按摩

手掌握拳，用第二个关节从大腿根部推到膝盖附近，依次经过阴廉、足五里、阴包、曲泉、膝关等穴，也可以借助工具进行敲击。

足部穴位按摩

大敦穴在足趾大趾外侧，可疏肝理气。

行间穴在足背第一、二趾缝纹端，可清火除烦。

太冲穴位于足背第一、二趾间，有一处凹陷处即是，可疏肝养血。

中封穴在足内踝前一寸，可清泻肝胆。

寅时 ⏰3:00~5:00

肺经当值，进入深度睡眠

肺主一身之气，同时与肝的疏泄功能相配合，调配身体的气血运行。肝在丑时将血液更新之后，需要通过肺送往全身，此时应该处于深睡眠。这时如果常常醒来，也表明身体肺气不足。

肺经当令

寅时是人处于深睡眠的时候，往往不易醒来，但人体气血此时开始由静变为动。"肺朝百脉"，调节气机，全身血液经脉直接与肺相通，血液的运行靠气的推动，肺气辅助心脏，以行气血，肝脏将新鲜血液提供给肺。

肺通过呼吸帮助心脏把血液输布全身，促使血液运行正常。这一过程通过深睡眠来完成。

睡好觉、莫运动

寅时熟睡的人，第二天就会面色红润，精力充沛。因此，如果肺气不顺畅，人就会变得面色黝黑、身体虚弱等。寅时如果常常醒来，或者大汗淋漓，表明身体可能出现了问题，需要多加注意了。

肺为娇脏，最宜休养歇息。如果此时别的器官异常活跃，肺经就得多分给它一些气血，容易导致身体气血分布不均。此时不提倡进行体育锻炼，尤其是心脏功能不太好的人，应该晚点起床，不主张早上锻炼。

按摩肺经，养肺润肺

肺经即手太阴肺经，穴位不多，左右各11个，以肺为中心，连接着胸、手、手掌以及拇指的经脉。肺经是与呼吸系统关系最密切的经络，因此与感冒、咳嗽等呼吸道有关的问题，应寻找肺经上的穴位，并对它们进行刺激，使气血保持通畅。

肺受损的表现

肺在志为愁，肺不好的人常常多愁善感。肺开窍于鼻，外合皮毛。因此肺脏功能不好，身体就会出现口渴、咳嗽、上火、喘息、胸痛、心悸等症状，皮肤也会变得暗淡、没有光泽、面色苍白，同时还会表现为声音微弱、元气丧失，精神上易受挫折。凌晨3:00~5:00规律性不舒服，有肺病的人此时反应最强烈，如出现剧烈咳嗽、哮喘、鼻塞、打喷嚏等。

轻叩肺经

预防、缓解感冒

如果自己或家人在感冒初期，出现头痛、鼻塞、流鼻涕、咽喉肿痛等症状，按摩肺经，能够有效缓解症状。

经常敲打、按摩肺经，保持肺经通畅可以提高人体免疫力，尤其是中老年人，此法对预防秋冬季流行性感冒和其他外感疾病很有帮助。

大便通畅

肺与大肠经相表里，如果肺气充足，肺气推动大肠，大便就会通畅。

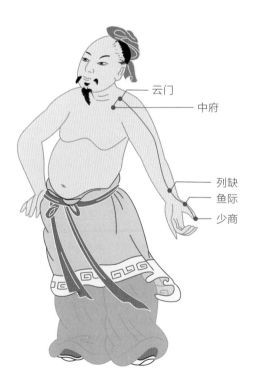

云门
中府
列缺
鱼际
少商

疏肝补肾

肺经与肝经、肾经关系密切，肝郁有火，木火刑金，就会出现咳嗽、胸疼、咯血等症状；肺脏肃降不利，久病伤肾，会导致气不归根。因此肺经在维持人体气机升降方面发挥重要作用。

轻叩肺经的方法

拍打法

一只手握成空拳状，拍打另一只胳膊，从肺经的中府、云门穴开始，依次从上到下至大拇指的少商穴位，轻轻叩动，唤醒肺经。

如果有酸痛感明显处，可以轻揉此处2~3分钟。每次拍打肺经10~15分钟即可，最好选在早上进行。此外，拍打到手掌处，从手掌掌心轻搓大拇指外侧，即鱼际到列缺处，效果会更好。

手推法

用一侧的手掌沿着肺经，从中府、云门直接推到肺经下端的穴位上，反复推10遍左右，也能达到宣肺止咳、开胸顺气的作用。

卯时 ⏰5:00~7:00

大肠当值，排毒好时机

经过寅时，肺将充足的新鲜血液分配给各个脏腑器官，推送全身，促进大肠进入兴奋状态。卯时，大肠经开始排毒，清除藏在体内的宿便，还能间接起到美容养颜的作用，使脸上不长斑生痘。

大肠经当令

卯时大肠经经气旺盛，吸收食物中的水分和营养，然后排出身体内的食物残渣，把堆积在身体内一天的垃圾毒素排出来，所以要养成早上定时排便的习惯。

有的人一到早上就腹泻，这是由于脾肾阳虚，温暖运化功能失调，影响大肠传导，主津液功能降低，无力吸收水分，形成腹泻。因此要注意保暖，调整饮食习惯，少吃冷饮等寒冷食物。

晨起一杯水

早上喝一杯水，可以促进肠胃蠕动，更容易有便意，还可以补充身体缺失的水分。

清晨喝水必须是空腹喝，小口小口地饮用，否则难以起到冲刷肠胃、促进血液循环的效果。

早上一杯水最好选用温水。尤其是肠胃不好的人，不宜喝凉白开或过烫的水，否则容易引起肠胃不适。保持早起后空腹喝温水的习惯有益身体健康。

疏通大肠经，排泄通畅

大肠经即手阳明大肠经，位于胳膊外侧上缘，与肺经相称，其走向从手到头，起始于商阳穴，结束于迎香穴，左右各 20 个穴位。常常敲击大肠经，可改善胃肠功能，促使新陈代谢。

疏通大肠经

口液湿润

"大肠主津"，当大肠正常吸收水液，通过中焦上输到肺，并布散津液至周身时，就不会感到口干舌燥。

大肠经受损的表现

大肠经为手阳明经，在十二经中有独特的应用，有养阳、生津、帮助肺气肃降等作用。大肠经异常会导致牙痛、头痛、身上多斑点、肠胃功能弱、颈部肿大、口干、慢性咽喉炎、肩周痛等。

预防便秘

预防便秘，关键在于调理好大肠。如果排便不畅，可以敲打前臂这段，效果会很明显。

防治皮肤病

肺主皮毛，与大肠相表里，肺气不足会直接影响大肠排泄，使体内的毒素堆积，脸上就容易长痤疮，身上起湿疹，此时疏通大肠经会有很好的调理作用。

同时，有关呼吸道的问题，如咳喘、感冒等也能相应地得到改善。

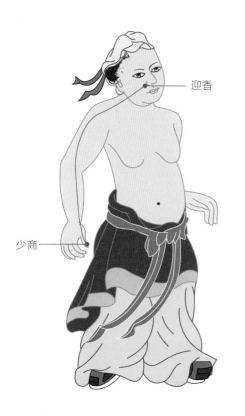

迎香

少商

增补阳气

大肠经是多气多血的一条经络，可以增补人体阳气，也可以调节气血过旺症状。经常拍打大肠经，能起到美容和抗衰老的效果。

疏通大肠经的方法

循经拍打

保养大肠经要手握空拳沿着大肠经的行经路线拍打，从手部的商阳穴开始，力度适中，每次左右手分别拍4~6分钟即可。

按摩最佳时间

每天最早上起床之后坚持拍打一次，因为大肠经气血最旺的时候是在早上的5:00~7:00，在这段时间内进行按摩保健，效果是最好的。大肠经气血旺盛通畅，身体内外的很多问题就容易解决。

轻按鼻翼

用食指指腹轻轻按压鼻翼两侧，对大肠健康也有一定益处。

揉腹按摩

按揉腹部也能够帮助肠道蠕动。以肚脐为中心，顺时针按摩腹部有通便作用，逆时针按摩有止泻作用。

辰时 ⏱7:00~9:00

胃经当值，早餐营养要均衡

辰时阳气较盛，也是胃经经气旺盛的时候，这时肠胃消化能力强，最适合补充食物和营养。这时候吃早饭不仅易于消化，而且吸收效果也佳。

胃经当令

胃主受纳，腐熟谷物，为水谷之海。脏腑经脉、肢节百骸，都离不开胃受纳营养物质的滋养。因此，胃经当令时要吃早饭，补充营养。

饮食是生命活动的基础，胃将接纳的食物进行初步腐熟，与脾气运化相配合，将谷物化为水谷精微，供养全身。因此，脾胃称为后天之本，气血生化之源。

到了辰时，为吃饭时间。经过一夜，胃中的食物基本消化完了，处于空腹状态，这时应该补充一些营养来维持身体的正常消耗。

吃早饭不长胖

早上7:00~9:00，脾胃的运化功能较强，食物容易被消化吸收。到9:00以后，脾经当令，会把食物变成精血，输送到五脏。所以早饭被身体消化的利用率是最高的，即便是吃得多些，也不易发胖。

不吃早饭，容易伤胃，而且人体血糖降低，就会出现头昏、乏力、心慌等症状。如果肠胃饿久了，容易罹患胃溃疡、胃炎、胆囊炎等病症。

按摩胃经，减肥瘦身

胃经即足阳明胃经，分布在身体的正面，从眼部下边的承泣穴开始，一直到脚部的厉兑穴，贯穿全身，单侧共有45个穴位。胃经上及头面，下至膝足，按摩胃经可以使面色红润、步履稳健。

胃经受损的表现

胃经经过部位多，从头到脚，主管的疾病也多。胃经对于消化系统来说非常重要。当消化系统出现不适时，身体就会出现疲劳、倦怠、乏力等症状，皮肤也变得没有光泽，脸呈黑、黄等色，有喜吃甜食的倾向。胃功能不好的人会出现胃痛胃胀、消化不良、呕吐、反胃，甚至食欲不振、吃不下饭。胃经不畅容易盗汗、高热、牙疼、咽喉痛、口角㖞斜、流鼻涕、流鼻血等。

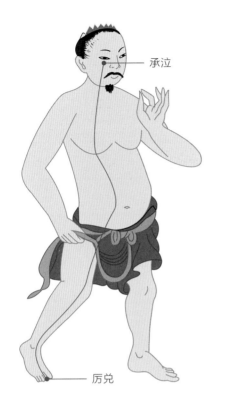

承泣

厉兑

按摩胃经

减肥瘦身

按摩胃经具有减肥的效果，胃经从锁骨下来，经过两乳，下到腹部至两腿正面。如果腿部肥胖，尤其是大腿，胃经疏通了，大腿可以慢慢瘦下来。

丰胸

按摩胃经具有丰胸、促进乳腺发育的功能，可保护内脏健康。

排出郁气

胃经和肝经、胆经相关联，因此，肝和胆的郁气某种程度上可通过肠胃以放屁、打嗝等方式排出去。

养颜美容

面部的血液供应主要靠胃经，胃经血行顺畅，颜面就会有光泽、皮肤具有弹性。

脾经在胃经正对面，胃经在外侧，脾经在腿部的内侧，脾胃相表里，养胃也有助于养护脾脏。

按摩胃经的方法

按摩胃经时，关键在于找到痛点，把它揉开了，通常症状就会缓解。胃经是一条从头到脚的线路，辰时、饭后1小时、睡前1小时，每天拍打、按压3次，每次10分钟左右，可以缓解不适，消除疲劳。

按摩时不必精准找到穴位，遵循离穴不离经的原则即可。胃经贯穿全身，按摩时注意不同部位手法和力道要有分别。

头面按摩

用十指指腹轻揉头面部，脖颈处用大拇指之外的四指轻轻拍打，上身躯干用掌心加大力度拍打。

腿部按摩

特别是大腿处，可以借助工具，如按摩棒或擀面杖，从腹股沟开始，双手把擀面杖压在大腿上，慢慢往下移动，可以稍微用点力，要把擀面杖压紧。

巳时 🕘 9:00~11:00

脾经当值，工作学习的黄金时段

巳时已经是阳气生发、强盛之时。脾属土，火能生土，因此脾运化水谷、统摄血液需要得到阳气的蒸腾。辰时吃过早饭之后，脾运化食物，人的精力旺盛、气血充盈，是一天工作学习的黄金时段。

脾经当令

脾主运化，是食物消化、吸收、排泄的总调度，早上吃的饭在这个时候开始运化，化生精、气、血、津液，为身体各部提供充分的营养。

脾胃是人体能量的源头，脾的功能好，身体消化吸收就好，口唇红润光泽，因此有"祛病须脾胃先行"的说法。

清早动起来

巳时也是锻炼的最佳时候，这时胃部受纳了食物，身体重新获得能量，气血充足。久坐办公室的上班族最好每隔1小时起来运动一下，伸展筋骨。

平常不能进行大幅度运动的人可以贴墙站立，将后脑勺、肩部、臀部、小腿肚、后脚跟呈一条直线贴在墙壁上，慢慢深呼吸，收紧腹部，可以预防驼背，改善不良走路姿势。每次贴墙直立5分钟，注意要穿平底鞋或运动鞋。

按摩脾经，脾胃和畅

脾经即足太阴脾经，起于大脚趾趾端隐白穴，止于腋下侧肋大包穴，左右各21个穴位。上午9:00~11:00正是繁忙之时，注意不要忘了调理脾经气血，间歇时敲打脾经穴位。

脾经受损的表现

脾经牵连全身，将养分输送至五脏。脾经不通，常会导致消化道方面的症状，如腹胀、腹泻、胃痛、大便溏稀等，另外常会引起口臭、视物模糊。脾经不通，血液循环不良，会出现手脚冰冷，手上、腿上青筋凸起。脾主运化，运化津液能力虚弱，身体会出现浮肿、虚胖。

拍打脾经

增补气血

气血是人体的"电池"。疏通脾经，对于维持消化功能及将食物化为气血有着重要作用。因此，强健脾脏可以有效增补人体气血，提高免疫力。

消除水湿

脾可以通过运水化液帮助身体将多余的湿气排出去，消除水肿虚胖的症状，改善体质。

调理月经

脾为后天之本，脾经上的穴位有助于促进血液循环。按摩脾经可以调理女性月经，对痛经、不孕、闭经、子宫脱垂、恶露不行等都有效。

缓解腿酸

脾经穴位多在小腿部位，按揉脾经，尤其是漏谷穴，可以缓解腿酸。穿高跟鞋的女性经常按揉此处，可以缓解小腿疲劳，避免水肿。

消除肚腩

脾经许多穴位都在肚子上，按摩脾经可以消除小肚腩。按摩脾经还可以改善脾胃不和。

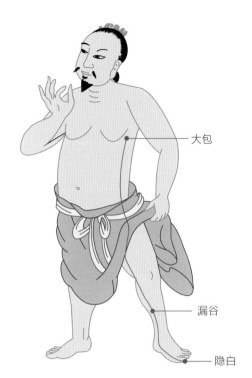

大包

漏谷

隐白

拍打脾经的方法

盘腿拍打法

因为脾经起于足大趾内侧端的隐白穴，沿小腿、大腿内侧正中线上行，然后进入腹部。盘腿坐刚好有利于脾经经过位置曝露出来，便于按摩、拍打。

首先将一只脚的脚踝压在另一条大腿上，拍打时手握空拳，沿着大腿内侧由上至下拍打，力度适当，两腿轮换。每侧敲打 10 分钟，时间在 9:00~11:00 为宜。上班时可利用工作间隙，敲打大腿内侧，可以起到健脾的效果。

如果拍打的过程中发现痛点，表明此处有堵塞，这时可以对痛点进行按揉，将淤堵的穴位打通，从而使整条脾经的气血通畅。

午时 ⏰ 11:00~13:00

心经当值，小睡一会儿精神百倍

午时是一天阳气最旺盛的时候，阴气衰弱，有利于养阳，此时睡子午觉，对人体健康非常有好处。"心者，五脏六腑之大主"，各种情绪都是由心所主，如果心神混乱，身体就难以健康。因此古人有"精神内守，病安从来"之说，午时休息的目的也在于养心神。

心经当令

午时心经当令，中医讲"心主神明，魂魄意志，皆为其统"。心神可以控制人的心理变化，心情平和，五脏六腑、四肢百骸才能安定下来。往往长寿的人心境恬淡，神志内藏。通常经过一上午的工作、学习，人们中午会感到疲乏，这时手握空拳，轻轻拍打心经，能起到保健作用。

午休养心神

中午吃完饭要适当活动，不要立即坐着，对消化不好。总是午饭后坐着不动，气血运行减慢，身体会出现痰湿，外在表现就是体重增加，其实是一种虚胖。饭后百步走，有助消化。

中医提倡睡子午觉，使下午工作学习精力充足。午睡时要避免趴着睡觉，这对颈椎不好，睡醒后容易出现恶心、头晕。即便无法入睡，也可以闭目养神，或者按摩心经的神门穴帮助入眠。中午养心在于养心神，不要思虑过多，使心神放松下来。

按摩心经，养心生血

心经即手少阴心经，穴位很少，单侧只有9个。心经起于腋窝下的极泉穴，沿手臂内侧一路向下，止于小指上的少冲穴。心经的穴位不仅可以调治心脏原发疾病，还可以调节情志。每天按压心经穴位，心情会变得轻松、愉快。

心经受损的表现

心经循行心、小肠、舌、咽、喉咙等处，心经不通往往血液运行不畅，因此会出现心痛、胸闷、心悸、气短、肩臂疼痛、胁肋疼痛等症状。心经不畅的人容易抑郁、焦虑，睡不好觉，抗压能力较差。

按摩心经

强健心脏

按心经循行的方向敲打，可起到强心脏、促进血液循环、预防各种心脑血管疾病的作用。按揉心经的重点穴位可以预防冠心病、改善颈椎病导致的上肢麻木等。

调节情志

疏通心经，缓解紧张情绪，调情志，使心情舒畅。

消除手臂赘肉

心血供应不足，局部肌肉失去营养，就会堆积毒素和脂肪，导致上臂肌肉松弛。按摩心经可以减少手臂内侧的赘肉。

面色荣华

"心之合脉也，其荣色也"。若心脏气血充盈，面部就会充满光泽。

按摩心经可以改善失眠。有的人手掌心老热、出汗，按摩心经也可以调治。

按摩心经的方法

敲打大臂、前臂

身体保持站位或坐位，左肘弯曲约成90度，手心朝内置于右侧腋下。

右手从左臂外绕到左臂外上侧，半握左臂，自上到下捻压。

随着右手位置的移动，左手逐渐向下、向身体前移动，直到右手握到左手手腕（神门穴）穴位处点压。交换手臂，以同样手法按摩，重复4次。

精选穴位

心经在手臂内侧，有些穴位、经络不易接触到，可以挑选一些方便操作的穴位进行按摩。比如按极泉穴能够使心率正常，还能治劳损性肩周炎；按少海穴能够治耳鸣、手颤和精神障碍；按神门穴能够治高血压、失眠、心烦等。

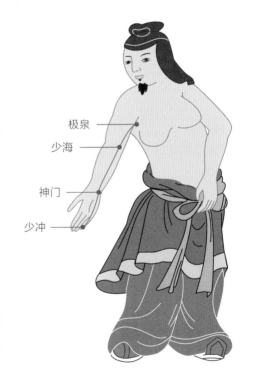

极泉
少海
神门
少冲

未时 ⏱13:00~15:00

小肠经当值，保护血管多喝水

未时是小肠经当值，此时阳气开始下降，阴气开始上升，拍打小肠经可对新陈代谢起到很好的调节作用。

小肠经当令

小肠位于腹中，上端与胃相接，下端与大肠相连，被称为"受盛之官"，主要是接受经过胃初步腐熟之后的水谷，化成精微和糟粕两部分，在脾气的帮助下进一步消化及转运。将水液归于膀胱形成尿液，将糟粕归于大肠形成粪便，将精华上输于心肺滋养各个脏腑器官。

小肠经主要功能是"主津液所生病者"。"液"包括月经、乳汁、白带、精液以及现代医学所称的腺液，如胃液、胰液等，所以凡与"液"有关的疾病，都可以先从小肠经来寻找解决办法。

保护血管多喝水

小肠是食物的"整理大师"，分出精华、糟粕，因此要保证食物能够较好吸收，就要保证在下午1:00之前吃完午餐，这样才能在小肠精力最旺盛的时候把营养物质吸收进去。

中医讲究"过午不食"。未时过后肠胃开始休息，因此晚餐不宜摄入太多高脂肪食物，否则易在体内堆积。

按摩小肠经，助消化

小肠经即手太阳小肠经，与手太阴心经相互属络而成表里关系。小肠经从小指旁的少泽穴起，沿着胳膊外侧循肩膀一直向上到头部，直到耳朵旁的听宫穴，左右各19个穴位。

小肠经受损的表现

小肠经经络走向主要在肩背、颈椎、脸部、耳朵。因此小肠经不通时会出现目赤肿痛、目视不明、耳聋、耳鸣、牙龈肿痛、咽喉肿痛、咳嗽、气喘、头痛、颊肿等，也可见颈项僵痛、肩臂疼痛、手指腕部疼痛、腰背酸痛、小腹疼痛等，哺乳期女性呈现乳汁少等症状。

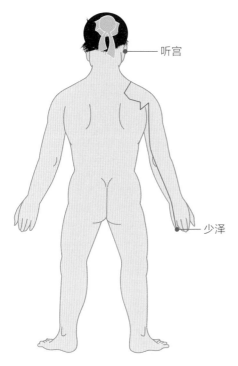

听宫

少泽

按摩小肠经

分泌乳汁

小肠经是"主液所生病者"。女性如果患有贫血或者乳汁不下等症，都可以通过按摩此条经络来调节气血，刺激乳汁分泌。

营养吸收

小肠主要分清泌浊，小肠经堵塞会影响人体精微物质的吸收，导致人体抵抗力下降、体质变弱等。经常按摩，能进行小肠保健，促进营养吸收。

改善肤质

按摩小肠经可使皮肤恢复润泽，对去除皮肤过敏、暗疮、湿疹有一定作用。

活动关节

另外，因为小肠经的循行跨过腕、肘、肩三个关节，对关节两侧的穴位进行点按，可以对关节屈伸不利和周围软组织疾病有较好的辅助治疗作用。

促进消化

按摩小肠经可改善消化吸收功能，能有效缓解便秘、肥胖、腹胀、腹泻等症状。

预防心脏疾病

小肠经与心相表里，按摩小肠经还能帮助调治心脏疾病。

按摩小肠经的方法

循经敲打

一只胳膊伸直，用另一手握空拳去敲打小指所在的一面，每次敲打150~100下，然后换手反复。小肠经有7个穴位在肩膀上，自己无法按到，但只要记住循经方向，可以请家人、朋友刮痧或按摩。

分清补泻

按摩小肠经时，从手向臂部的按摩为补法，适宜于小肠经气虚者；从臂部向手的操作为泻法，适宜于小肠经气实者，在按摩过程中，疼痛不适的部位应加重按摩力度，并可适当延长按摩时间。

申时 ⏱15:00~17:00

膀胱经当值，工作学习的第二个黄金时段

膀胱有人体"下水道"的作用，可储藏水液和津液，排出浊液。膀胱经是经脉中最长、分布最广、穴位最多的一条经脉，脊部的穴位主治相应脏腑病症和有关组织器官病症，因此膀胱经要保证畅通。这时应适当做些运动，以利体内气血津液循环。

膀胱经当令

膀胱位于下腹部，与肾相连。膀胱被称为"津液之府"，人体的津液代谢后的浊液都会下归到膀胱，膀胱储存尿液，并在肾气及膀胱的气化作用下，将尿液排出体外。

膀胱经当令的时间宜饮水，不要憋小便，使膀胱经迅速将体内的垃圾排出，憋尿会使膀胱开合出现故障，长期下去容易引发肾脏病变。

精力旺盛的黄金期

下午的 3:00~5:00 是身体的第二个黄金时间，这个时候小肠经已经把午饭的营养送到了大脑，大脑精力旺盛，工作效率也高。

申时还是运动的好时间，古人认为"申时，动而汗出，喊叫为乐"。这时人体新陈代谢快，运动能力也最强。运动出汗可以将体内堆积的乳酸、尿素等排出体外，此时锻炼不仅效果好，而且还不易受伤。膀胱经是人体的阳气"仓库"，因此要适当运动，保持阳气顺畅。

按摩膀胱经，排毒利尿

膀胱经即足太阳膀胱经，从眼内眦的睛明穴起，到足外小趾处的至阴穴止，从头到脚贯穿整个后背，共有67 个穴位。膀胱经是身体抵挡外来风邪的一道屏障，膀胱经络通畅，外寒就难以侵入。

膀胱经受损的表现

膀胱经不通的常见症状主要是腰背肌肉酸痛、腰膝酸软、尿频、尿多、尿痛、尿味重、恶寒怕冷、颈项不舒等情况。女性会有白带增多发黄、头发早白、额头长痘、便秘痔疮等症状。

小腿疼、后脑勺疼、记忆力下降也与膀胱经不通有关。

按摩膀胱经

保护视力

膀胱经的第一个穴位就是睛明穴，我们做眼保健操也会按摩它，因此它具有保护视力，预防青光眼、白内障、结膜炎等眼部疾病的功效。

排出毒素

按摩膀胱经可以增强全身的血液循环和新陈代谢。膀胱经连接背三焦，按压相应的穴位可以调节气血功能，把体内的淤积之物通过膀胱经后背的穴位及时排出来。

激发阳气

按摩膀胱经有助于增强全身血液循环和新陈代谢，激发人体阳气。疏通膀胱经对泌尿生殖系统有很好的保健作用。

预防疾病

膀胱经循行联系到坐骨，经常按摩可缓解坐骨神经痛和腰椎间盘突出压迫所致的腿部疼痛、静脉曲张、下肢麻木等症状。

按摩膀胱经的方法

循经拔罐

膀胱经的穴位多，主要在人体的后背、腿后侧，是人体最大的一个排毒通道，可以沿着经脉拔罐。

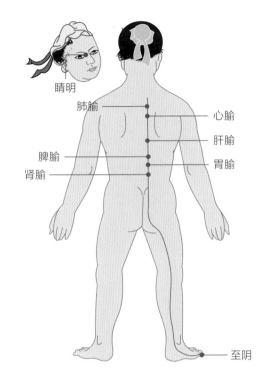

睛明
肺腧
心腧
肝腧
脾腧
胃腧
肾腧
至阴

按摩腧穴

后背主要的穴位叫腧穴，"腧"是通道的意思，是五脏六腑和体表之间的通道，所以五脏六腑的病症可以通过刺激相应穴来调理。

摇摆后背

平躺，双腿弯曲，两只手抱住小腿部位，前后进行摇摆，使自己像一只摇篮一样摇摆，持续15分钟，可以很好地刺激膀胱经，达到疏通膀胱经的效果。

也可以借助工具敲打膀胱经，敲打膀胱经时力度由轻到重，循序渐进，敲打到后背微微发热即可。

肾经当值，培补肾精好时机

酉时是肾经之气旺盛的时段，肾宜藏，此时不要做剧烈运动。在酉时喝一杯水，可利于排毒，预防肾结石。肾经当令不宜做剧烈运动，以免扰乱人体阳气。

肾经当令

五脏唯有肾藏精，"精盈气盛，气盛则神全，神全则身健"。经过申时膀胱经排毒，肾进入储藏精华、蓄养元气的阶段。肾主藏精，精有两个来源，一个是来源于父母，另一个是来源于饮食营养。来源于父母的肾精，能促进人体生长发育。后天的肾精供应全身营养，使身体强壮。

酉时是培养肾精最佳时机，这时忙碌了一天应该减少工作，休养生息，这样肾脏才能将一天运化所得的气血精气储藏起来。酉时适当刺激肾经有助于肾的收藏。

晚餐少食清淡

酉时正是进食晚餐的时间。晚餐宜少，如果晚餐过饱会使胃鼓胀，导致失眠。晚餐宜早，人的排钙高峰期常在进餐后4~5小时，若晚餐过晚，当排钙高峰期到来时，人已上床入睡，尿液潴留在输尿管、膀胱、尿道等尿路中，不能及时排出体外，致使尿中钙不断堆积，久而久之容易诱发结石。晚餐宜偏素，蛋白质、脂肪类要少吃。

按摩肾经，养肾固精

肾经即足少阴肾经，起于脚底的涌泉穴，终止于胸部的腧府穴，总共有27个穴位。肾经与肾、膀胱、肝、肺、心脏等都有联系，是与人体脏腑器官联系最多的一条经脉。它的保健作用也非常强大。

肾经受损的表现

肾经循行过程中相关联脏腑器官主要有肾、膀胱、心、肝、肺、喉咙、舌等，所以肾经不通常见的症状有面色发暗发灰、支气管哮喘、视物不清、容易受惊、口干舌燥、手足怕冷、乏力、嗜睡、尿频、腰膝酸痛等。女性月经不调、性欲减退。元气藏于肾，如果肾气亏损，就易生疾病、易衰老。

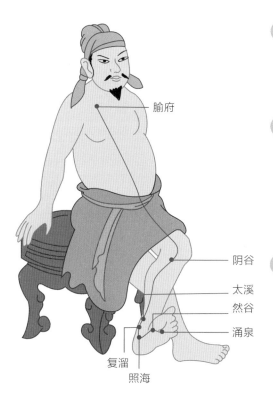

腧府

阴谷
太溪
然谷
涌泉
复溜
照海

按摩肾经

安心入睡

每晚在睡前按摩足少阴肾经上的穴位，如涌泉穴、然谷穴、照海穴等，能有效提高睡眠质量，在清晨按摩则能带来一天的旺盛精力。

改善面色

常常按摩肾经可改善过敏体质，对色斑、面色暗沉、面部浮肿有较好的调理作用。

改善肾功能

按摩肾经可以改善体质，缓解遗尿和肾功能不良的症状。

调理月经

女性按摩肾经可以调理月经，避免月经不调等。

按摩肾经的方法

按摩脚跟、小腿

按摩足少阴肾经从脚底的涌泉开始，循经往上拿捏，经然谷、太溪、复溜直至阴谷，每次 10~20 遍，然后在涌泉、然谷、太溪、复溜处重复按以加重刺激，每穴按压 3~5 分钟。

按摩肾腧穴

肾腧穴在肚脐所对腰后旁开两指的地方。快速摩擦腰后的命门、肾腧等穴，腰部会很快暖热。

做提踵颠足

脚部有五脏六腑的反射区，脚心的涌泉穴是肾经的重要穴位，气血如涌泉出。足跟是生殖系统反射区所在，提踵颠足既能对要穴进行刺激，也能刺激循行在腿足的肾经。每天做 3 组，每组 10 次。

戌时 ⏱ 19:00~21:00

心包经当值，拍打膻中增强心脏活力

心包是心的保护组织，又是气血通道，主要功能就是保护心脏。心包在戌时兴旺，可清除心脏周围外邪，使心脏处于良好状态。心包经当令时，人体心气比较顺，因此，此时适宜运动娱乐休闲。

心包经当令

心包经值班，阴气正盛，阳气将尽。这时和朋友、家人交流、娱乐会感觉心情舒畅，这也是一天当中第三个黄金时段。当心包经值班时间快结束时，要为入睡做准备，不宜做剧烈运动。

心包在中医里是一个独立的经络，许多病症都和这个经络有关。从解剖学来看，心包是心脏外部的一层薄膜，和心脏之间有部分体液，作为心脏和这层膜之间互动时的润滑剂。按摩心包经可以提升心脏功能。

驱除烦闷按膻中

膻中是心包经的募穴，心包经精气聚集交汇处，膻中属任脉，位于胸部，接应肺脏气道，气会膻中，凡一切气机不调所致病症，如胸闷、乳房胀痛、恶心、胃胀、咳喘、情绪压抑等，皆可取而治之。故该穴有行气、理气、降气的特点。

膻中穴位于胸前正中线上两乳头连接的中点。按摩时用食指指腹顺时针按揉1分钟，可以两手交替按摩。

按摩心包经，消除百病

心包经即手厥阴心包经。它从心脏的外围开始，由胸走手，起于乳头外1寸的天池穴，然后沿着手臂内侧向下，止于中指指旁的中冲穴，单侧共9个穴位。找心包经时，先找到自己腋下的一根大筋，然后用手向上稍用力敲。

心包经受损的表现

心包经气不通畅，胸中心包的阳气得不到宣泄，人就会忧愁抑郁。再者，心包经淤堵不通，就会出现血管不通、血液循环不畅的现象，从而导致心脑血管病、心理疾病。

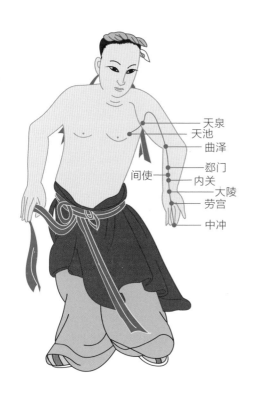

天泉
天池
曲泽
郄门
间使
内关
大陵
劳宫
中冲

按摩心包经的方法

循经揉捏

可以选择循着心包经的走向，用掌根或者将拇指弯曲后用指尖关节在天池、天泉、曲泽、郄门、间使、内关、大陵、劳宫、中冲等穴位上按揉，每个穴位按揉 30 秒。

手握空拳敲打

可以用手掌握空拳自胸中开始，沿着心包经脉循行方向在手臂内侧叩击敲打，敲打力度应适中。每次敲打大约 15 分钟，每天敲打 3 次，以激活经络，促进血液运行。

按摩痛处

用大拇指按摩膻中穴以及两手的心包经，如果揉到某一处明显有酸、痛、麻木之感，说明这个地方发生淤堵了，要及时加以疏导，可以多按摩一会儿，直至恢复正常感觉。如果痛感较强烈，则可以增加按摩次数，每次少按一会儿。

按摩心包经

保护心脏

心包经被称为"救命心包经"，经常按摩可以消除心包积液，使心脏功能得以正常发挥，保持心脏气血运行通畅。

预防心脏疾病

按摩心包经可使血液流动加快，改善血脂异常，预防心血管疾病。敲打心包经对解郁、解压非常有效，还可防治神志和心血管方面的疾病。

亥时 ⏱ 21:00~23:00

三焦经当值，休养生息养气血

亥时三焦经当令。所谓三焦，是上焦、中焦、下焦。上焦主心肺；中焦主脾胃；下焦主肝肾。联系这些脏腑的区域就是三焦。三焦是六腑中最大的腑，有主持诸气、疏通水道的作用。亥时，三焦通百脉。人如果在亥时睡眠，对身体十分有益。

三焦经当令

三焦主持诸气，疏通水道，总司人体气化。三焦可通行元气，元气在肾，肾生化的元气必须经三焦的通道输布全身，以激发、温煦、推动各脏腑器官的功能流动。如果在亥时睡眠休息，百脉就会得到修整。

三焦是连缀五脏六腑的那个网膜状区域，虽然看不见，但是它的作用非常大。三焦不通则易生病，特别是慢性病。

双手托天理三焦

有效疏通人体的三焦，可顺畅全身气血，加快各脏腑的运化，减轻疲劳。

☞ 预备姿势：立正，两臂自然下垂，目视前方。

☞ 两臂由体两侧慢慢上举，至头顶上方时，十指交叉相握，掌心向下，目视上方。

☞ 头向后仰，翻掌心向上，用力上托，臂肘伸直。

☞ 掌心翻向下，十指松开，两臂从左右两侧徐徐降下。

☞ 还原至预备姿势。

此动作双臂上举、下落为1遍，每天做6遍。

按摩三焦经，综合调理

三焦经即手少阳三焦经，起始于无名指指甲角的关冲穴，结束于眉毛外端的丝竹空穴，左右各23个穴，其中13穴分布于上肢背面的正中线上，10穴在颈、侧头部。

三焦经受损的表现

三焦理周身之气，是人体五脏六腑的首领，三焦与人体内分泌系统和微循环血管网有密切联系。三焦不通是各种慢性病起发根源，常见症状有偏头痛、头晕、耳鸣、上热下寒、手足怕冷、倦怠、易怒、皮肤容易过敏、肌肉关节酸痛、无力、食欲不振等。

按摩三焦经

预防疾病

按摩三焦经能缓解身体的各种疼痛，坚持按摩能帮助疏通经络，调理多种疾病。

疏泄火气

三焦经与胆经都是少阳经，上下相通，肝胆郁结的火气也会由三焦而出。按摩三焦经可以疏泄火气，对情志也有调节作用。

缓解头痛

三焦经上丝竹空穴，可以预防女性长斑和减少鱼尾纹。此外，头痛、发昏、眼睛痛都可以通过按摩丝竹空穴缓解。按摩手少阳三焦经，对头部也有保健作用。

温煦手脚

手脚易冷、在冬季长冻疮的人可以按摩三焦经上的阳池穴，阳池穴能增强身体元气，并使元气运行顺畅，可以有效到达四肢末端，从而对手脚起到很好的温煦作用。

按摩三焦经的方法

循经拍打

三焦经集中于人体头部、颈部以及手臂外侧。每晚睡觉前，用左手从右边肩膀开始拍打，沿着胳膊外侧的三焦经行走路线，往下拍打，一直拍打到手腕。可以稍微用力达到震动经络的作用。每次拍打 5~10 分钟，然后换右手拍打左侧肩膀。每晚 21:00 拍打最佳。

按摩阳池穴

拍完之后，在阳池穴上按摩 3 分钟。阳池穴是三焦经的原穴，按揉该穴可以将气血引到手上，疏通整条经络。此外，还可以通过艾灸的方式来调节三焦经气血运行。

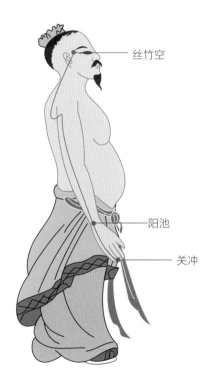

丝竹空

阳池

关冲

第三章

调养心脏长精神

心为"君主之官"，是人体生命活动的主宰，在五脏六腑中居于首要地位。在五脏中，心属火，为阳中之太阳，协调其他脏腑的身体活动，蕴藏生机。人的生命全在于心跳，人活百年，心脏约跳动 40 亿次。保护、强健心脏对人体健康至关重要。

从中医看心脏

中医学所说的心，不单单指心脏，只要是跟"心"主宰的功能相关的，都在"心"的范畴，有一定的抽象概念，是按照生理功能及位置划分。西医上的"心"就是指心脏，是一个由心肌组织构成且有瓣膜结构的空腔器官。二者并不相同。

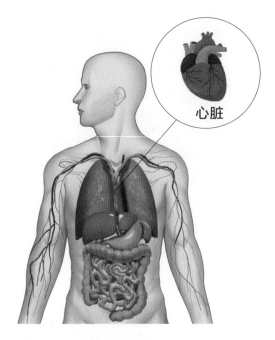

心脏

心脏的特点

心脏位于胸腔，两肺之间，横膈之上，形状似倒垂未开的莲蕊，外有心包护卫。

火脏

心属火，具有发热、温暖向上的特点。心的生理之火又称"君火"，因它被称为"君主之官"，故有此称呼。很多人提到心火，认为心火会口生溃疡，舌头生疮，那是由于心火过旺，但心火本身具有非常大的作用。心火也是心的阳气，具有温煦脏腑、养身柔筋的作用。此外，心火能够滋补肾阳，使全身水火平衡，上温下暖。

控制人的精神意识活动

"心者，五脏六腑之大主也，精神之所舍也。" ✔

人的精神活动与五脏有关，但都由心神主管。心接受外界事物的刺激，做出精神、思维、情志等反应。心神不单单控制精神意识，还包括人体生命活动的各种现象，如大脑的精神、意识思维活动以及脏腑、经络、气血、津液等全部身体活动功能和表现。它们都在心神的主宰和调节下分工合作，使生命活动正常。心神是一个如领袖一般的存在。

心神发挥领袖的指挥作用离不开血液作为物质基础。心血充盈，则神志清晰，思维敏捷，精力充沛。心血不足，就会精神恍惚、心烦、失眠、多梦、健忘、心神不宁等。

心脏的功能

推动调控血液

> "诸血者，皆属于心。" ✓

血液中含有丰富的营养物质，身体的各个器官能够正常发挥作用都需要血液来滋养。心脏凭借心气推动和控制血液把营养供给四肢百骸。

中医讲究阴阳，脏为阳，腑为阴。每一脏器又各有阴阳之分。如心脏跳动靠心阳激发，频率靠心阴来抑制。心阳、心阴相配合，节律均匀，血液输送全身，任何一方作用不足，身体都会出现问题。心不仅输布血液，在水谷精微的腐熟运化及水液代谢方面也发挥重要作用。人吃进去的食物经过消化，变成水谷精微，在心阳的推动下能够化成血液。

维持血脉通利

> "心者，其充在血脉。" ✓

心脏有规律地跳动，运送血液，也要以保证血脉通畅为前提。血脉即管道，是血液要走的路。血液正常运行，必须要有充盈的血液、充沛的心气、通顺的血脉这几个基本条件，三者构成一个相对独立的系统。如此，身体才会表现出面色红润、心胸舒畅、脉和缓有力。

心脏的系统联系

心血化生汗液

中医认为津血同源，汗血亦同源。血和津液都是由水谷精气所化生而来的，身体的津液渗于脉中即成为血液的组成部分，而血液如渗出脉外，则成为津液。津液充足，方能化生汗液。因此，出汗过多会损耗津液，津液是心气的载体，进而导致心气不足。因此，心气不足的人不宜做剧烈运动，尽量减少出汗。而当一个人运动不久就已经大汗淋漓，要考虑是否心的阴阳出现了失衡。

由舌看心

> "舌者，心之官也。" ✓

心脏的经脉上通于舌。舌头可以体察味道，说出语言，这都与心有关。许多心脏问题也可以通过舌头显示出来。心阳不足，则舌胖嫩；心阴不足，则舌红而颜色深暗且瘦瘪；心血虚，则舌暗淡；心火上炎，则舌红烂、生疮、疼痛；心血瘀阻，则舌紫暗或有瘀斑。

舌头警示的其他健康问题

舌苔太厚——肠胃功能不良或饮食过量。

舌苔过薄——胃气不足。

舌苔泛黄——指热证、里证。

舌头发紫——热极、寒盛或血瘀。

舌头干燥、皲裂——指津液不足，阴虚。

夏日炎炎，养心正当时

《黄帝内经·素问》说："夫四时阴阳者，万物之根本也。所以圣人春夏养阳，秋冬养阴。"顺应自然，调和身心，培元补气是中医提倡的养生之法。自然界的四时阴阳、消长变化与人体五脏功能活动是相互联系、相互通应的，我们应按每个季节时令调养身体、颐养身心。

为何夏养心

夏时阳盛，一年之中阳盛在夏至达到极点。心为阳脏，主阳气。炎暑易伤阴，为什么要护阳养心呢？一方面，夏季炎热，人们通常喜好纳凉、吹空调、喝冷饮。但过多地摄入冷寒的食物、吹空调，会使寒湿之邪入侵，易患感冒，伤肠胃，损耗人体的阳气。另一方面，天气炎热就会大量出汗，汗为"心之液"，出汗过多也会消耗心阳。往往在夏季阳气最盛的时候，人体的阳气处于透支的状态。体内阳气虚弱可能暂时察觉不到，到了秋冬季，自然界阴升阳降，阳虚的表征就会明显。因此中医讲究"冬病夏治"，尤其是心阳不足的人，夏季阳气隆盛之时适当调理，往往有事半功倍的效果。

心属火，夏季容易心火旺盛，情绪烦躁、睡眠不好，而伤心神，因此夏季养心是关键。心在志为喜，人的精神也要像夏天一样，蓬勃向上，心情愉悦，使人体气机舒畅，这就是顺应夏天万物生长的养生之道。

夏天应该注意几个原则

1. 健脾除湿

热和湿往往联系在一起，尤其是南方，天气炎热多雨。天气热、湿气重容易使脾胃变弱，导致胃口不好或腹泻。因此，夏季养心防暑之时也要注意除湿健脾，应常吃一些清热化湿的食物，如冬瓜、黄豆芽等。

2. 清热消暑

烈日炎炎，容易中暑，人体心火也较旺，因此，居住环境要选择在阴凉、通风、相对安静的地方，太过闷热、嘈杂会影响心情，使人烦躁。用菊花、薄荷、金银花等泡茶可以起到清热消暑的作用。

3. 补养肺肾

水火相煎，夏天心火旺，肺金、肾水虚衰，因此要注意补养肺肾之阴，可食用枸杞子、桑葚等。

夏季如何养心

夏季养心要避免两个极端，一个是不要过热，避免中暑；一个是不要过凉，避免脾胃虚寒。

1. 预防空调病

中医认为对心危害最大的就是外感六邪中的阴寒之邪。各种寒冷的刺激会让身体血管产生收缩和痉挛，尤其是心脏不好的人，突然的寒冷刺激会引起身体组织缺血、缺氧。年轻人也不要整天待在空调房里，冷热交替，容易热伤风，而且身体长时间直吹空调，关节肌肉会疼痛。

3. 多喝温水，少喝冷饮

夏天多饮水是个很好的习惯，可弥补身体出汗流失的水分，防止脱水。但切忌过多食用各种冷饮、冰激凌等冰镇食品。这些食物一旦摄取过多会损伤脾胃，造成脾胃虚寒。一年四季手脚发凉的人，已经是心阳不足、气虚体质，更不能多吃冰冷食物，以免损伤阳气。

2. 平心静气

调节情志对养心十分重要，养心首养心神，不仅因为夏季炎热，人容易烦躁，导致我们出现"情绪中暑"。还因为"悲哀忧愁则心动"，心主管五脏六腑，最宜保持"冷静"。心静了，人体的气机才能正常。心情烦躁时，不妨闭目养神，通过深呼吸自我调节，"心定则气和顺，气和顺则血道畅，精气内充，正气强盛，强身祛病"。此外，建议喝些清心疏肝解暑的绿豆汤、莲子心茶等。

4. 饮食宜清淡

夏日的膳食调养应以低脂、低盐、多维生素且清淡为主。人体出汗多，食欲不好，可用各种营养保健粥帮助开胃，调理身体。补充充足的维生素和矿物质，多吃西红柿、青椒、冬瓜、绿豆、西瓜等食物。

生活小细节，健康大养生

> "夏三月，此谓蕃秀。天地气交，万物华实。夜卧早起，无厌于日。使志无怒，使华英成秀。使气得泄，若所爱在外。"——《黄帝内经》

夜卧早起，睡足觉

睡好觉、睡足觉对健康十分重要。寝不安，则精神不振、食之无味。夏季应该顺应自然界"阳盛阴衰"的变化，晚睡早起。人一般睡眠时间应保持7~8小时，但因个体差异而情况多有不同。夏天可在晚上10点之前睡觉，早上6点左右起床，中午最好还能睡一个午觉。规律的睡眠能使人体各个脏腑得到充分修复，肝藏血功能正常发挥，吃进去的水谷精微转化为人体可以储存及使用的血液，从而补充人体气血，提高人体免疫力。

睡眠与视力、智力都有一定的关系，睡眠不足会使眼部交感神经和副交感神经失去平衡，引起眼肌调节功能紊乱，这是近视形成的病理基础。脑和智力的发育也直接和睡眠有关，因此，青少年保证睡眠充足十分重要。

温水浴足，睡好觉

睡前用温水泡脚，不仅能缓解疲劳，还能够促进血液循环，减轻心理压力，提高睡眠质量。

中医认为，人体五脏六腑的功能在脚上都有相应的穴位。心脏在脚底的反射区位于左脚脚底第四、五趾骨之间中段的一小凹陷中。可以在泡脚后用拇指指腹或食指关节按摩此处，对心绞痛、心律不齐、冠心病有较好的调理作用。

在足浴前要选择一个较好的足浴盆，以木制桶或有电恒温功能的专用足浴盆为好。泡脚水面至少没过脚面，保持泡脚水的温度略高于人体体温即可，最高不要超过43℃。浸泡时最好双足相互按摩、揉搓脚背及脚心。

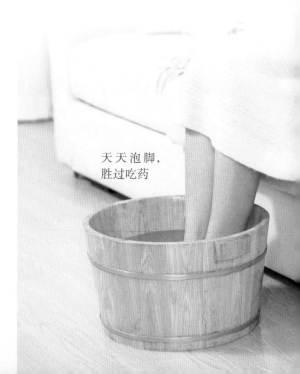

天天泡脚，
胜过吃药

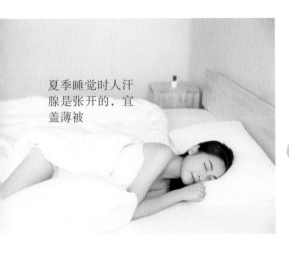

夏季睡觉时人汗腺是张开的，宜盖薄被

睡前睡后要注意

睡前不宜进行剧烈运动，过量运动易使大脑兴奋，导致无法安眠。

睡前10分钟宜做一些舒缓的拉伸运动，轻松的运动可消耗一定体力，容易让人产生疲劳感，更快地进入睡眠。

如果身体不方便或难以做拉伸运动，睡前半小时祛除杂念，情志平稳，心神安静，也有助于睡眠。

睡觉时，人体处于放松状态，但汗腺仍然在向外分泌汗液，发散身体热量。因此，睡眠时要盖上薄薄的被子，尤其是腹部，以免受凉导致风寒感冒、腹痛等。

清早醒后不要着急，应慢慢地起床，因为人在睡觉的时候，身体的肌肉、大脑皮质都处于放松状态，猛地起床会出现短暂性脑供血不足。尤其是老年人，睡醒后应再躺10分钟慢慢起床更好。

醒后保健小妙招

每天清晨起床后先做几个简单易行的小运动，不会花太多时间，却能使全天精力充沛，还能增强体质。

搓脸

在搓脸之前，把手洗干净，双手搓热，用双手的中指按揉鼻孔旁的迎香穴，然后上行搓到额头，再向两侧分开，沿脸颊下行搓到后颈，如此反复搓脸20次，可以促进面部血液循环，增强抵御风寒的能力，还有助于排毒养颜。

转眼睛

转眼睛就是运转眼珠，头始终保持不动，只动眼，不动头。眼球尽量左转25下，然后右转25下，转动的轨道应为圆形，顺时针转完25次后，再逆时针旋转25次。转动后可促进眼部血液循环。

叩齿

舌轻抵住上腭，上下牙齿轻轻叩打30~50次，速度缓慢均匀，不可用力相击。之后在口腔内搅舌，可按摩牙龈，改善循环，产生的唾液逐渐增多，鼓腮用唾液漱口数次，之后分3次缓缓咽下。叩齿能增加唾液分泌，促进口腔血液循环，坚固牙齿，提高牙齿的咀嚼功能。

养生必须先养心

身体出现了疾病尚且有药能够缓解，但是心理出现疾病，如悲伤、抑郁、恐惧、烦躁等，长时间会削弱人体免疫功能，导致机体患病。往往由情志导致的疾病，情志不移，疾病难祛。因此有"心病还须心药医"的古话。七情六欲在五脏六腑当中各有所管辖，但是统领七情六欲的还是"君主之官"——心。养生首先应当养心。

心情好、精神好

"喜则气和志达"，心情好的时候，人们常常感到气顺，身体也有活力，能够更积极地面对外部环境，即使遇到挫折、打击，也能重振信心，从低谷走出来。喜是一种精神愉悦的情志，也是一种活力向上的状态。我们遇到高兴的事就会喜悦，如阳光一样的心情更是健康长寿的密码。

喜背后其实是一种豁达、开怀的心态。心里没有负担，不斤斤计较，才能常常乐呵呵，精神气足，健康长寿。心情好，精神喜悦，如此才能养心。养心莫善于"志闲而少欲"，遇到不良情绪能调控好心态。情绪调节的方法往往因人而异，如散步、爬山、听音乐等，都可以摆脱不良情绪。人需要保持平和，就像身体需要保持恒温一样，如此能够"恬淡虚无,真气从之,精神内守"。保养心气平时要注意静养和慢养。

大喜伤心，切忌乐极生悲

喜伤心

中医认为喜则气散，不可过度喜乐，损伤心神。正常、适度的喜乐会使人精神愉悦，心气舒畅，是一种充满活力的状态。但如果精神过度亢奋，狂喜极乐，就会心神涣散，心气弛缓，血行无力而瘀滞，从而出现心悸、心痛、嬉笑不止、失眠等病症。"喜乐者，神惮散而不藏"，心藏神，如果神不能藏，则会出现神志病变，或出现心脏相关疾病，不利于健康。高血压患者尤其要避免大喜、狂喜。

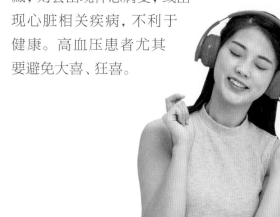

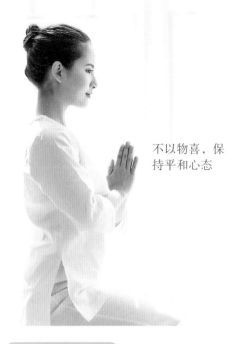

不以物喜，保
持平和心态

喜伤心，恐胜喜

中医根据阴阳五行相生相克的原理，用以情制情的方法，来转移原有的情志。对于大喜伤心的情况，可以选择"恐胜喜"。心在志为喜，属火；肾在志为恐，属水。水能制火，因此当人骤然大喜的时候，应当用点可以吓唬人的方法，来缓解中和过喜的情绪。

古书里记载一个恐胜喜的例子：一个书生金榜题名，大喜伤心，突然病倒了。一位大夫诊视后说："你的病治不好了，七天内死亡。"状元郎垂头丧气，但七天之后依然安然无恙。大夫解释说："公子及第，大喜伤心，非药所能医，用死来恐吓医治，如今你已经好了。"

但这种吓唬人的方法容易适得其反，并不是良方。情志养心最根本的还在于心情恬淡、平和。

保养心气

许多人常说力不从心，心就是指心气不足。在快节奏的现代社会，每个人都承受或多或少的压力，身体负荷重，再加上不规律的生活作息，就会导致一些人过劳死。简单来说就是心气亏耗过多导致的身体崩溃。上班时节奏快，下班后就要放慢生活、进行静养。心主喜，心气虚就会悲，心气保养得好，就会常笑常乐。

开怀笑一笑

笑是调养身心的良药。笑能使血管舒张，增加内脏血流的供应，胸腔和支气管先后扩张，肺活量增加，有助于为心脏供氧。无论是真笑还是假笑，都对身心有益。真笑时，可以刺激人体分泌多巴胺，使人产生欣喜和快乐感。努力假笑时，大脑的愉快中枢也会兴奋。

身体动起来

"动摇则谷气得消，血脉流畅，病不得生"，适量运动有益身体健康。运动除了减肥瘦身、保持体形之外，还有益于心肺功能，锻炼心肌，增强心脏的泵血能力。

心脏求救有信号

　　心脏像是安装在人体中的一个泵，人体中的各个器官所需的血液都是通过心脏的收缩运动来进行输送的。判断我们的心脏好不好可以通过六大信号来进行，平时也要注意通过饮食和运动来保护我们的心脏。

心病警报站

信号一：夜卧高枕

夜晚睡觉时，头枕高方能睡着。如果平常睡觉平躺着感觉胸闷，需要垫高枕头或者半靠着才能入睡，这表明心脏功能较弱。

信号二：心悸、呼吸短促

常常感到心慌、胸闷。当心肌缺氧时，胸口感觉非常沉闷。爬一段楼梯就气喘吁吁，应警惕心肌衰弱的问题。当心脏搏动功能减弱，无法将血液泵出去时，就会堆积在肺部导致咳嗽和喘息不止。

信号三：左前臂、牙齿痛

心包是心脏外面的包膜，起着保护心脏的作用。如果外邪入侵，心包最先受病。心包经起于胸，经过上肢。因此心脏问题就会牵涉左手指或左上臂、脖子等部位。

信号四：打鼾

打鼾的原因有很多，有的与心脏有关，打鼾严重会导致心脏处于紧张工作的状态，出现睡眠呼吸暂停，造成大脑缺氧，从而诱发心脑血管疾病。

信号五：下肢浮肿

心脏功能受损，身体不能有效地完成血液循环，肾脏血流量减少，排出水分减少，液体潴留于下肢，就会出现少尿、下肢浮肿、体重增加等症状。此时用手指按压小腿，按压部位会凹陷下去，不能立即恢复，说明下肢浮肿。

信号六：极度疲乏、食欲不振

心脏不好的患者最开始都会表现出乏力、容易疲劳的状态，可能伴有食欲不振、呕吐、腹泻等症状。这是由心脏功能减退、胃肠道瘀血所致。

保健养心运动方

压掌心

每天晚上 7:00~9:00，心包经当令之时，选择床或沙发等柔软的地方，穿上宽松舒适的衣服，跪立，双腿分开与肩同宽，腰背挺直。吸气，双臂和头同时慢慢往后仰，然后双手掌心按压在脚后跟上。这时心脏的血会集中冲击头部和面部，打通面部经脉，有助于美容润肤。坚持 1 分钟，缓缓吐气，同时身体回归原位。

掌心有心脏的反射区，有心包经通过。当掌心压在脚后跟时，脚后跟顶力，加上身体后仰时集中在掌心的压力，使心脏反射区、心包经都得到按摩和刺激。

十指功

用一只手的食指、中指紧夹另外一只手的小拇指两侧，由手指根部向指尖拉拔，感到指尖有温热、胀、麻的感觉。再依次从无名指到拇指，各做一次，两手交替进行。

手足末梢的神经分布丰富，这样拉拔手指对经络和神经的刺激可以调气行血、宽胸理气、改善血液循环。小拇指上有心经、中指上有心包经，这两个经络的按摩对心脏很有好处。心脏不好的人，建议最好坚持早晚各做 1 次，每次持续做 5 分钟。

静坐冥想

静坐时让自己静下来，排除杂念，放松大脑和躯体，才能达到养生的效果。每天坚持 20~30 分钟，盘腿而坐，或者靠在椅背上，把意念集于呼吸，逐渐入静，使纷乱活跃的思维转为平静，进入一种若有若无的状态，达到"天人相应"的境界。静坐之后，头脑会感到清醒、精力充沛。

"静则神藏"，静坐冥想是一种非常简单的养神方法，只需放松身体闭目静坐即可。古人提倡"先睡心，后睡眠"，睡前通过静坐冥想睡心，有助于产生睡意。

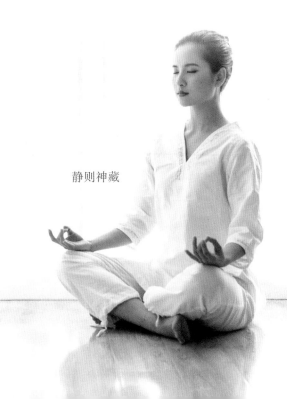

静则神藏

按摩穴位有功效

　　经络穴位按摩是重要的养生方法，经络、穴位沟通表里，内接五脏，外连肢节皮表。按摩经络和经络上的穴位，对于保养五脏有着十分积极的意义。

心经

【包含穴位】极泉、青灵、少海、灵道、通里、阴郄、神门、少府、少冲，左右各 9 穴。

【功能主治】胸闷、心慌、心悸、胸胁疼痛、愁苦、肩臂疼痛等。

【保健功效】循经敲打心经，能够强健心脏、促进血液循环，还可调节情绪，使心情愉悦。

宽胸宁神：极泉穴

位置：腋窝正中，腋动脉搏动处。

主治：心痛、胸闷、心悸、气短、悲愁不乐、肩臂疼痛、胁肋疼痛、臂丛神经损伤。

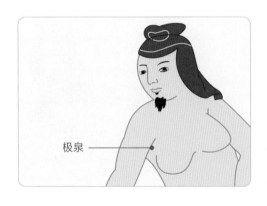

极泉

极泉穴自我取穴按摩法

1. 正坐，手平伸，举掌向上。

2. 用一只手的中指指尖按压另一侧腋窝正中的陷凹处，有特别酸痛的感觉。

3. 用同样的方法按压另一侧的穴位。

4. 先左后右，每次早晚各揉按 1 次，每次揉按 1~3 分钟。

　　极泉穴是心经在人体最高的一个穴位，"极泉"指最高处的水源，也就是说这处穴位在心经的最高点上，所以名叫"极泉穴"。当弹拨极泉穴时，会感到手指、胳膊发麻。持续发麻，就说明这条经络通了。

　　当一个人心情郁闷时，他的腋窝下就会长出一个包，弹拨、按揉极泉穴，能够让包消失，缓解心经郁滞的疾病。因此弹拨极泉穴有舒心解郁的功效。极泉穴是肩臂神经的交汇部位，经常弹拨，可以有效刺激肩臂部神经，对肩臂疼痛、臂丛神经损伤、臂肘冷寒、肩关节炎等疾患具有调理和保健作用。

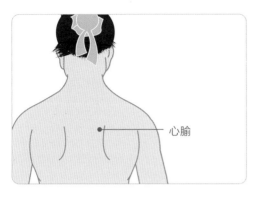

心腧

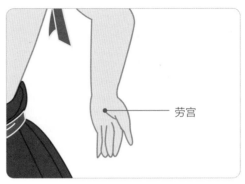

劳宫

解决心脏问题的大穴：心腧穴

位置：位于背部，第五胸椎棘突下，后正中线旁开 1.5 寸处（二指宽）。取穴时一般可以采用正坐或俯卧姿势。

主治：冠心病、心绞痛、心动过速、心悸、失眠等症。

按摩：用手掌掌根部位在心腧穴的位置进行顺时针按揉，按揉 3~5 分钟，动作宜轻柔。

　　膀胱经在人体腰背部分布很多腧穴。它既是督脉之气通于膀胱经，并输注于内脏的部位，与各脏腑一一对应，又是各脏腑之气通达于体表的部位，与心对应的就是心腧穴。

　　通过按摩背部的腧穴，可对应治疗胸部各脏腑疾病。因此身体出现与心有关的问题，如失眠、烦躁、胸闷、心绞痛、面色苍白、多汗等，都可以通过心腧穴来治疗。对于患有心脏病、冠心病的人来说，每天按揉心腧穴，可起到缓解不适和辅助治疗的作用。

　　按摩或艾灸心腧穴时，注意背部不要受凉，按摩时手法一定要轻。

清除心火：劳宫穴

位置：在手掌心，当第二、三掌骨之间，偏于第三掌骨，握拳屈指时，中指点于掌心的位置。

主治：中暑、心痛、口疮、口臭、中风（即脑卒中）、善怒等。具有提神醒脑、清心安神、助睡眠的功效。

按摩：用拇指指腹揉按劳宫穴，每次1~3 分钟以感到手心微热为宜。

　　劳宫穴属手厥阴心包经穴，心包经的病症和心的病症是相通的，心包是心的保护组织，替心受邪，也是心血向外的运输管道，二者关系紧密。

　　手的中央是劳宫穴，以劳宫穴为中心的 5 角硬币大小区域为心包区，手部经络联系着五脏六腑，本穴为心包经之"荥穴"，配五行属火，火为木子，所以按摩劳宫穴可清心热、泻肝火。按摩劳宫穴，能够起到疏通气血、清心醒脑的作用。

　　劳宫位置好取穴，在日常可以按压此穴，也可以双手反复摩擦掌心，都能刺激到该穴。该穴用于治疗失眠、神经衰弱等症，还有助于治疗手掌多汗等。

两味中药宁心助眠

　　心主神明，喜安静平和。养心、养神都很重要，对于心神失养的人来说，除了调节情志外，也可以服用一些中药来调理。许多中药都有安神补心的功效，如酸枣仁、柏子仁、桂圆肉、合欢皮等。

柏子仁

性味：味甘，性平。

归经：归心、肾、大肠经。

功效：养心安神、润肠通便、止汗。用于阴血不足、虚烦失眠、心悸怔忡、肠燥便秘、阴虚盗汗等。

用量：10~20 克。

适用体质：心神失养、心慌、失眠、遗精、盗汗者宜食。

禁忌：柏子仁润肠作用明显，腹泻、便溏及有痰湿者慎用。

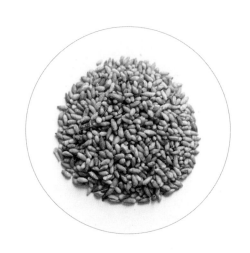

养心安神：柏子仁可养心气，润肾燥，具有养心安神的功效，用于心血亏损、心阴不足、失眠多梦、脸色憔悴、健忘等症，常与人参、五味子、白术等配伍。

润肠通便：柏子仁具有通肠润便的功能，还可以滋补阴液、归肾、大肠经。适用于调理慢性便秘、阴虚盗汗等症。

祛除湿痹：柏子仁味甘，甘益补气，润燥除湿。归心经，可益心气，补血行气，缓解肢体痹痛、四肢无力等。

补益脾胃：柏子仁性平，不寒不燥。味甘而补，能通心肾、益脾胃、安五脏。配伍酸枣仁、麦冬可补心血；配伍枸杞子、牛膝可固精补肾，用于缓解肾阴亏损、腰背重病、足膝软弱、阴虚盗汗等症。

养心安神：柏子仁炖猪心

原料：柏子仁 15 克，猪心 1 个，盐、料酒、酱油各适量。

做法：

1. 猪心洗净，切厚片，放入热水中焯烫，再放入砂锅，加适量水，小火煮 20 分钟。

2. 放入柏子仁，炖至猪心软烂，加适量盐、料酒、酱油调味即可。

功效：养心安神，补血润肠。

应用：适用于心血虚、心阴虚引起的心悸、失眠多梦、记忆力减退、便秘等。

酸枣仁

性味：味甘、酸，性平。

归经：心、肝、胆经。

功效：养心补肝，宁心安神，敛汗，生津。用于治疗虚烦不眠、惊悸多梦、体虚多汗、津伤口渴等症。

用量：10~15 克。

适用体质：心肝血虚者。

禁忌：大便溏泄者须慎用。

酸枣仁不宜多炒久存，以免影响疗效。实邪郁火所致心神不安者忌用（表现为牙痛、咽喉肿痛、牙龈出血、小便短赤等）。

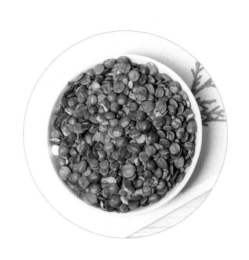

养心补肝：酸枣仁可以辅助治疗虚烦不眠、心烦意乱、肝火上行等病症。

安神助眠：如果心血不足与脾气亏虚同时出现，人容易劳累及失眠。酸枣仁归心、脾经，可以补心血，搭配健脾的中药，可助眠。酸枣仁具有安神镇静、调节神经的作用，将酸枣仁与大米煮粥同食，可以辅治精神衰弱引起的失眠。

安和五脏：酸枣仁熟则芳香，香气入脾；还能补胆气，具有温胆的作用。脾主四肢，四肢酸痛湿痹多是因脾虚受邪引起。胆为诸脏之首，常食酸枣仁可以安五脏。

敛汗生津：酸枣仁熟制能收敛津液，敛汗生津；酸枣仁本酸而性收，甘润而性平，能润肝、胆二经之虚。用于治疗体虚自汗、盗汗等症，常与五味子、黄芪等同用。

增强免疫功能：酸枣仁含有生物碱、皂苷和黄酮等多种药理成分。具有抗血小板聚集、抗辐射等作用。

宁心安神：酸枣仁粥

原料：酸枣仁 15 克，大米 50 克。

做法：

1. 先将酸枣仁放入锅内，加适量清水，煎煮 20 分钟，滤去药渣，保留药汁。

2. 大米淘洗干净，放入锅内，与药汁一起用大火煮 20 分钟，转小火煮至米成稠粥即可。一天分 2~3 次食用。

功效：养肝补血，宁心安神。

应用：适用于神经衰弱、心肝血虚、心神不宁、失眠多梦、体虚多汗等。

红色和苦味食物滋心抗疲劳

食物是最好的养生良药，每种食物都有其性味功效，食物的颜色和味道分别对症滋补五脏。

红色食物补血补心

中医五行里，心属火、主血，红为火、为阳，红色食物进入人体后入心、入血，因此吃红色食物能起到养心护心的作用，从而益气补血，增强人体抗寒力，还能防治感冒。尤其是心气不足、心阳虚弱者常食用红色食物十分有益。红色食物一般具有抗氧化性，富含番茄红素、单宁酸等，可以保护细胞、抗炎、抗衰老。四季养心需要多吃红色食物，以促进血液循环、活血造血，增强身体免疫力。

红色食物能为人体提供丰富的优质蛋白、矿物质、维生素，可以预防缺铁性贫血，缓解疲劳。此外，红色食物在视觉上也能给人刺激，使人胃口大开，增进食欲。

苦味入心，清心祛热

心火旺盛，不仅心情容易急躁，还会引起失眠等。中医认为吃苦可以清心火。苦味食物大多性寒、属阴、入心经，能够滋阴润燥、有疏泄作用，能够清除人体内的湿热。苦味食物可以清心健脑，增进食欲，促进消化。苦味食物还能预防心血管疾病，增加心肌和血管壁的弹性，有利于扩张血管、调节血脂，预防血压升高。常见的苦味食物有苦瓜、莴笋、生菜、荞麦、莲子心等。适当吃苦，泻去心中烦热，可以使心脏更好地发挥功能。

苦味食物虽然能让人远离上火，但苦味多寒，容易伤及阳气。因此女性在月经期建议少吃苦味食物，吃得过多容易使经脉凝涩、血行受阻，引起痛经、闭经。此外，脾胃虚弱、大便溏稀以及手脚冰凉的人，也不太适合吃苦味食物。

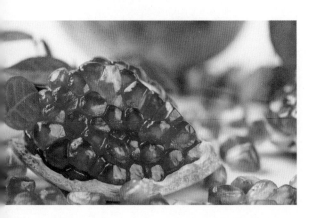

强心健体的食物

苹果

苹果有降血脂、维持血糖稳定、软化血管的作用。苹果中含有的功能成分有助于修复胃黏膜，脾胃不好的人可以多多食用。另外，苹果独特的芳香具有消除心理压抑感的作用。

胡萝卜

胡萝卜有强心、降压、降脂的功效，是冠心病、高血压患者的食疗佳品。同时，胡萝卜中含有丰富的胡萝卜素和维生素C，可以促进血液生成，从而改善贫血症状，对心脏的健康非常有益。

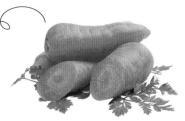

赤小豆

赤小豆又叫红豆，长得和红豆比较像，但略为细长。夏天多吃些赤小豆，可以对暑天湿邪导致的水肿，尤其是下肢水肿胀满起到缓解作用。

鸭血

鸭血含有较多的血红素铁，容易被人体吸收利用，心脏供血不足或神经衰弱者多食用，可以帮助缓解不适症状，而且可以辅治缺铁性贫血，预防中老年人患冠心病、动脉硬化等症。

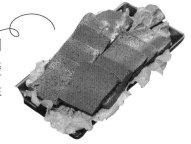

红枣

红枣味甘性温，可补心气、平胃气、健脾气。红枣在临床主要用于脾胃气虚、血虚萎黄、血虚失眠多梦等症的治疗。

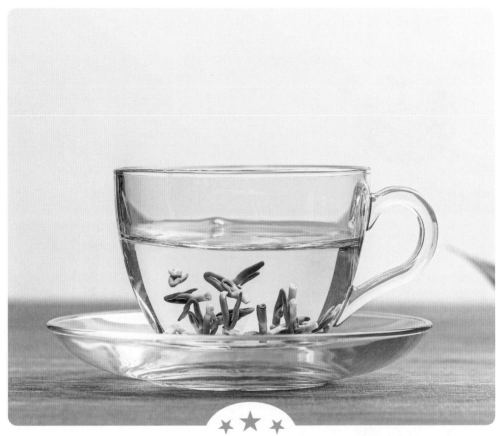

★★★
■ 养心食谱精选 ■

莲子心茶

原料：莲子心3克。

做法：莲子心3克，用沸水冲泡代茶饮，早晚各1次。

> **营养功效**：莲子中的青嫩胚芽叫莲子心。莲子心味苦性寒，归心、肾经。莲子心有降压、强心、清热之效，常饮莲心茶对高血压引起的头昏、心悸均有辅助治疗作用，还可清热解暑、除烦祛燥。但胃寒者不宜多饮。

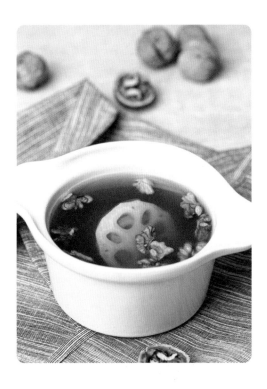

核桃莲藕汤

原料：核桃仁 10 克，莲藕 250 克，红糖适量。

做法：

1. 莲藕洗净切片；核桃仁掰成小块。

2. 将桃仁、莲藕片放锅内，倒入适量清水熬煮 30 分钟，出锅前放入适量红糖调味即可。

营养功效：莲藕富含铁、钙等矿物质元素，具有清热、凉血止血、散瘀的作用。生藕性寒，脾胃消化功能低下、大便溏泄者不宜多吃。

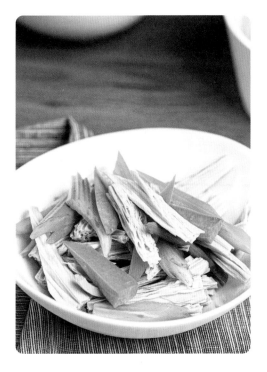

芹菜胡萝卜炒腐竹

原料：芹菜 200 克，胡萝卜 100 克，腐竹 100 克，盐、蚝油各适量。

做法：

1. 芹菜、胡萝卜洗净，芹菜切段、胡萝卜切片，放入热水中焯烫 1 分钟；腐竹泡发，切段。

2. 油锅烧热，放入芹菜段、胡萝卜片翻炒，将熟时放入腐竹段翻炒 5 分钟，放入盐、蚝油调味即可。

营养功效：芹菜味甘、辛，能够清热解毒、镇静降压。腐竹含有丰富的钙和蛋白质，有助于促进骨骼发育、保护心脏、抗疲劳。

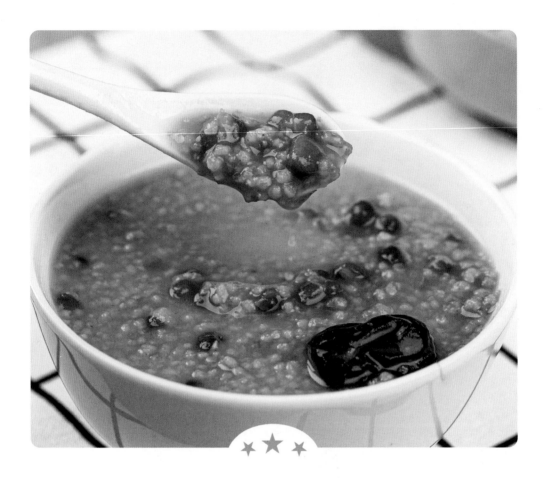

小米红枣红豆粥

原料：小米 50 克，红枣 5 颗，赤小豆 30 克。

做法：

1. 小米、赤小豆、红枣淘洗干净。

2. 锅中加适量清水，放入小米、赤小豆、红枣，熬煮至黏稠即可。

营养功效：红枣可以补元气，对改善面色苍白和手脚冰冷有益。赤小豆富含钾，具有较强的消水肿作用。

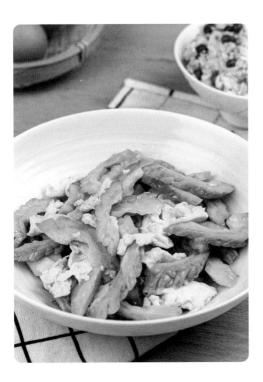

苦瓜炒蛋

原料： 苦瓜 150 克，鸡蛋 2 个，生抽、盐各适量。

做法：

1. 苦瓜洗净，去瓤，切薄片，用盐水焯烫；鸡蛋在碗中打散。

2. 油锅烧热，放入鸡蛋液翻炒，放入苦瓜片炒至断生，加入生抽、盐调味即可。

> **营养功效：** 苦瓜营养丰富，富含钙、钾、维生素 C 等营养素，能"除邪热，解劳乏，清心明目"，具有清热解暑、助消化的功效。

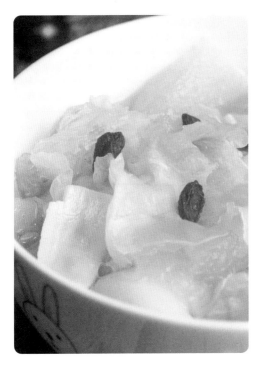

莲子银耳羹

原料： 莲子 50 克，干银耳 5 克，枸杞子适量。

做法：

1. 莲子洗净，以清水浸泡；银耳泡发，撕成小片。

2. 锅中水烧开，放入莲子，煮熟后放入银耳、枸杞子煮 10 分钟即可。

> **营养功效：** 莲子具有清心、祛热、止血、涩精、降压的功效，可以辅治心火亢盛所致的失眠烦躁、吐血、遗精等症。银耳莲子羹能起到清热降火、安神镇惊的效果。

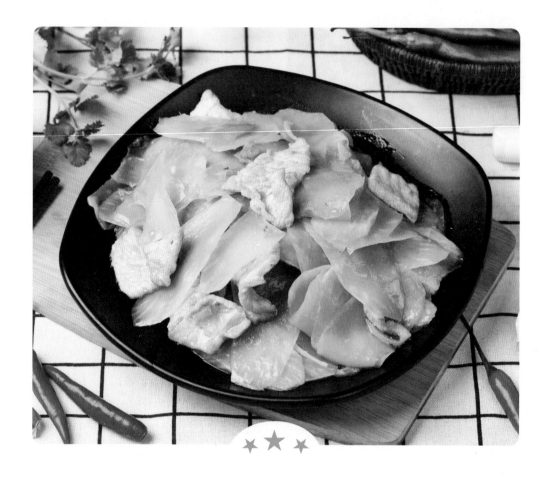

莴笋炒肉

原料：莴笋 150 克，猪瘦肉 100 克，蒜末、盐、酱油各适量。

做法：

1. 莴笋洗净，去皮切片；猪瘦肉洗净，切片。

2. 油锅烧热，放入蒜末爆香，倒入肉片翻炒至变色，下入莴笋片炒至断生，放入盐、酱油调味即可。

营养功效：莴笋具有清热、解毒、降血脂的功效。莴笋炒肉能化痰、止咳、补肾滋阴，对于改善体质有益。经常心悸、失眠的人要多吃莴笋，能消除紧张情绪，帮助睡眠。莴笋性寒凉，可以清炒，避免凉拌伤脾胃。

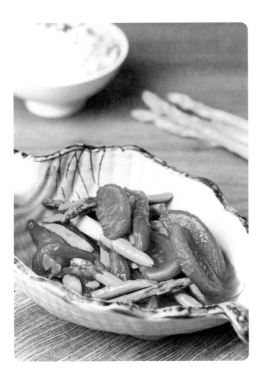

芦笋炒西红柿

原料： 西红柿 250 克，芦笋 150 克，蒜末、盐各适量。

做法：

1. 芦笋洗净，切段；西红柿洗净，切块。

2. 油锅烧热，放入蒜末爆香，放入西红柿块翻炒，再放入芦笋段炒至断生，出锅前放入盐调味即可。

营养功效： 西红柿中的番茄红素有助于降低血液中胆固醇的浓度，预防心血管疾病的发生，保护心脏。芦笋可以清热生津、通利小便、缓解浮肿。

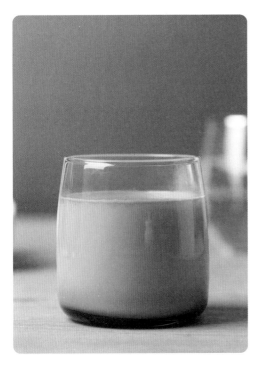

胡萝卜苹果汁

原料： 苹果、胡萝卜各 1 个。

做法：

1. 苹果、胡萝卜洗净，去皮，切小块。

2. 将苹果块、胡萝卜块放入榨汁机中，加适量凉白开榨成汁即可。

营养功效： 苹果中的维生素 C 是心血管的"保护神"，胶质和矿物质可以降低胆固醇。苹果特有的香气可以缓解精神压力，有提神醒脑之效。胡萝卜含有的胡萝卜素和维生素 C 可促进血液生成。容易疲劳的人特别适合饮用这款蔬果汁。

第四章

调养肝脏补气血

　　肝属木，主藏血，人的气血好会显得有精神，也有活力。气血是身体的"电池"，与肝有着密切的关系。常常熬夜、喝酒的人则面色苍白，就说明肝脏负担较重，藏血功能失调。因此，肝好人才能气血足。养肝要注意生活规律、保持舒畅的心情。

从中医看肝脏

中医上说的肝和西医上说的肝不是同一个意思。西医上的肝就是肝脏这个器官，可以通过彩超看到，也可以做肝功能检查，确定肝功能是否有问题。但是中医的肝指的是具有主升、主疏泄、主藏血功能的脏腑集合，是看不见也摸不着的。中医上的肝火旺、肝血虚，可以通过中药调理。

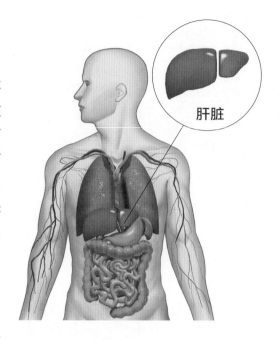

肝脏

肝脏的特点

肝位于上腹部，横膈之下，是人体内最大的腺体。

刚脏

人身之火有君火和相火之分，君火以温养脏腑，推动人体的功能活动。肝脏内寄有相火，容易动风化火。肝气升动太过，易于亢奋，表现为阳亢、火旺，从而出现眩晕、面赤、易怒。因此脾气暴躁的往往肝火旺盛，也证明了肝有急躁的特性。治疗肝火过旺需要泻火滋阴，补血平肝，达到以柔克刚的功效。

肝气向上，喜欢通达

肝气具有向外发散、向上升动的特点。肝气升发，可以使五脏六腑气机调畅，气血冲和。肝阴凉润、柔和；肝阳温煦、升动。二者相配和，肝气才能升发，从而发挥疏泄作用。肝阴不足，就会出现肝火过旺表现；肝阳不足，就会出现寒滞肝脉症状。

肝主疏泄，需要疏通、畅达，才能调节全身气机。肝气畅达与情志是相互影响的关系，肝气疏通，情志活动表现为精神愉快、心情舒畅。相反，如果情志郁结，肝气则不通，人就会烦躁易怒、胸胁胀闷等。

肝脏的功能

疏泄全身气机

肝主疏泄，泛指肝气具有疏通、条达、升发、畅泄等综合生理功能，其中心环节是调畅气机。肝气疏通，全身气机畅达，各脏腑经络之气运行无碍，升降协调平衡，从而身体各功能活动正常，如肝气畅达，会使脾气升，胃气降，从而促进食物消化、水谷精微的吸收和糟粕的排出。

如果肝气虚弱，无力疏泄，就会情志抑郁、胆怯、头晕目眩。此外，肝气郁结或肝气过盛都会使疏泄失调，使身体出现不良反应。

储藏血液，调节血量

肝脏有血海之称，能够储藏血液，主要作用在三方面。首先，肝脏储存血液能够滋养自身，也能够滋养筋、爪、目等其他形体官窍。因此，如果肝血不足，身体会表现出运动能力减弱、指甲干枯、眼睛干涩等。其次，肝血是女性经血化生之源。肝血充足，女性月经按时来潮，身体也健康。最后，肝血能够濡养肝气，肝脏储存血液，能够化生肝气，使肝的疏泄功能正常发挥。

肝脏储存血液，进而调节血量。一是，当人体在休息或情绪稳定时，机体的需血量减少，大量血液储藏于肝；当劳动或情绪激动时，机体的需血量增加，肝就排出其所储藏的血液，以供应机体活动的需要。二是，可防止出血。肝脏藏血，肝主疏泄，维持血液运行畅通。肝气虚弱，无法起到收摄作用；肝火过盛，灼烧经脉，都会使血液失道妄行。肝不藏血，严重者就会吐血、咯血等。

肝脏的系统联系

肝血化生泪液

肝血经肝气疏泄到眼睛，从而滋润眼球、保护眼睛、化生泪液。适当的泪液在眼睛中能够起到滋润、清洁眼球的作用，又不致外泄。适当的流泪对于郁闷的情绪也有释放作用。肝脏功能失调也会导致泪液分泌异常，如肝血不足，眼睛就会干涩。

由眼睛看肝

肝开窍于目，眼睛也是肝脏健康状态表征的"窗户"。眼白发黄可能有肝病，眼睑苍白可能是肝血不足、贫血。

眼皮浮肿	肝肾不和，肾的代谢缓慢，需要补肾健脾，利水化湿	
黑眼圈	熬夜导致的黑眼圈	肝血不足，肾精亏虚
	睡眠充足也有黑眼圈	血液中废物和毒素较多
红血丝	睡眠不足，眼白布满血丝	局部充血，需要休息，补充维生素C
	平时眼白的红血丝比较多	血行不畅，多做肩颈部和面部按摩

春风和煦，养肝正当时

春季养生应以保养肝脏为主。肝的主要功能是保持和维护全身气血的疏通畅达，肝功能正常了，人体的气血就会通畅，脏腑才能正常发挥功能。春季养肝要注重精神调理，保持心胸开阔，以使肝气顺达，气血调畅，否则会使气血瘀滞，百病丛生。

春天宜养肝

> "春三月，此谓发陈。天地俱生，万物以荣。夜卧早起，广步于庭。被发缓形，以使志生。生而勿杀，予而勿夺，赏而勿罚。此春气之应，养生之道也。逆之则伤肝，夏为寒变。奉长者少。" ——《黄帝内经·素问》

春回大地，柳丝吐绿，万物始发，正有欣欣向荣之势。春天在五行中属木，而在人体的五脏之中，肝也是属木，具有向上、升发的特性，因而春气通肝，春季养生尤以养肝为先。在春天，肝气旺盛而升发，趁势养肝可避免暑期的虚寒。

肝脏是人体重要的血液净化和解毒中心，承担着解毒和净化血液的任务。身体每时每刻都在进行新陈代谢，吸收营养，排出废物，肝脏的负担非常沉重。如果肝脏功能受到损害，血液中毒素淤积，会使血液黏稠，血流缓慢，容易造成血管堵塞。顺时养肝，尤为重要。

春季如何养肝

保证足够的睡眠

春季养肝最好的方式就是睡眠。《黄帝内经》记载"人卧血归于肝"，当人躺下休息时，肝脏的血流量比站立时增加 40%，肝血充足能激活肝细胞，加快新陈代谢，提高肝的解毒能力，还有利于血液的更新和再生。如果睡眠不好或经常熬夜，不利于肝藏血，常常会有肝血亏虚的现象，如眩晕、便秘、月经量少或色淡、眼睛干涩等。因此要尽量早睡，最晚不能晚于 23:00 上床入睡。

晚上睡眠时应注意睡姿，以右侧卧位为佳。右侧卧不压迫心脏，而且肝脏位于低位，供血较好。睡眠时，自然变换睡眠姿势更利于解除疲劳，不必拘泥于一种姿势。

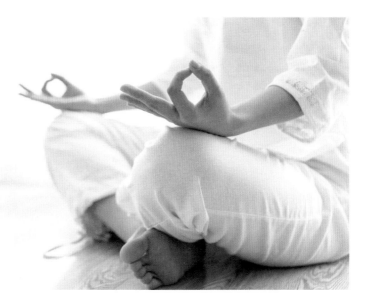

怒伤肝，应保
持心平气和

注意调养情志

中医讲"肝主情志"，肝异常会影响人的情绪；反之，心情的好坏也会影响肝。春季阳气生发，容易造成肝火上亢，所以，保持良好的心情是养肝血的一个好方法。怒伤肝，肝藏血，发怒或情绪激动时肝血、肝气会往上涌，会大伤身体。"万病气上来"，要学会制怒，尽力做到心平气和、乐观开朗。

心情郁闷时可以尝试"嘘肝法"：面对常青绿色树木，口发"嘘"的声音，深缓地吐气，能够使心情顺畅。也可以在家中或办公地点摆一盆常青植物盆景，以养眼疏肝。

宜吃温性食物

春季还是乍暖还寒的季节，为了避免身体受寒，中医有"春夏养阳，秋冬养阴"的养生说法，身体在春季需要养阳。春天应多吃一些性温、味甘的食物，可提高机体免疫力，起到补阳气、增强肝和脾胃功能的作用。甘味入脾，能够补益脾气，脾健有助于养肝。

春季养肝原则

春季，既要注重养肝，也需要对脾胃进行呵护。肝与脾相互作用，一个藏血，主疏泄；一个统血，主运化。如果脾胃出现问题，就会出现气血虚，进而导致肝虚，则不利于养肝。

肝属木，也像树木一样，需要水（肾）的滋润，土（脾胃）的培植。因此，在春天调理肝脏也要注意同时调理肾和脾胃。

生活小细节，健康大养生

关节、经脉、肌腱都属于肝系统，久坐不动，就会使关节失去灵活性、韧带失去柔韧性。适当的运动对于肝功能不好的人大有裨益。此外，目为肝之外候，用眼过度也会伤肝，因此要注意闭目养神。

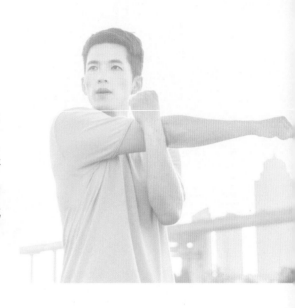

运动养肝

适当运动能够让肝气舒畅，有助于提升肝功能，而且在运动过程中，人体新陈代谢和血液循环加快，肝气不疏的人尤其要常常运动。

运动时可以呼吸更多的氧气，在运动过程中会排汗，同时也能排出大量废物，一定程度上也会缓解肝脏的排毒压力，最终达到强身健体的效果。每个人应该根据自己的身体状况，选择适宜的运动。

慢跑提升肝脏功能

慢跑适宜大多数人群选择，能锻炼肌肉、提高身体免疫力。慢跑前，应做几个简单的拉伸动作，让全身筋骨肌肉放松。如果是老年人，每次慢跑应在 10 分钟左右，每分钟 100~120米。在跑步过程中要注意呼吸的节奏，宜缓慢而均匀，三步一呼气，三步一吸气。呼吸时，用鼻吸气，嘴呼气，最好保持深呼吸。

慢跑能加快肝脏代谢，提高肝脏血液循环，营养肝细胞，促进肝脏的健康。同时，心脏加速跳动，血流量增加，能为肌肉输送更多的营养，改善心肌，对调整血压也有帮助。慢跑能促进大脑营养吸收，刺激神经细胞的生长，使人思维更活跃，还能刺激消化系统，增强肠胃蠕动，缓解便秘。

跑步后不宜马上蹲下休息，可以慢速走一走，再做做拉伸运动。慢跑是个长期才能见效的运动方式，所以贵在坚持，让身体逐渐适应。

闭目养神

养肝有个简便方法就是闭目养神。人体五脏六腑的精气都上注于眼睛,闭目休息既能保护眼睛、调养精神,还能有益肝脏。"五劳所伤"中有"久视伤血",长时间看手机、电脑等电子产品,眼睛过度疲劳,就会引发眼干涩、视物模糊等症状。中医认为,肝受血而能视,久视便会伤肝。闭目静坐休息时,能使更多血液流注于肝脏,再配合做一些护眼运动,能很好地改善头晕眼花、视物模糊、眼睛干涩、眼肌疲劳等症状。

保护眼睛的运动

几个保护眼睛的小运动可以在工作、学习间隙进行,只需要几分钟就能够让眼睛放松,既有助于保护视力,还能养肝护肝。

远方凝视

通过窗户或到户外找一处 10 米以外的草地或绿树,排除杂念、集中精力、全神贯注地凝视 25 秒。绿色能促使眼部放松,缓解视疲劳。注意远视时不要眯眼,也不要总眨眼。接着举起自己的左手距眼睛略高处伸直,看清手掌手纹后,大约 5 秒,再凝视远方的草地或绿树 25 秒,然后再看掌纹。反复 20 次,一天做 3 回。

按太阳穴、轮刮眼眶

用拇指按压太阳穴,然后用弯曲的食指第二节内侧面轻刮眼眶一圈。眼眶周围有攒竹、鱼腰、丝竹空、瞳子髎、球后、承泣等多个穴位,常常轮刮眼眶可以按摩这些穴位,对于辅治假性近视或预防近视都有好处。

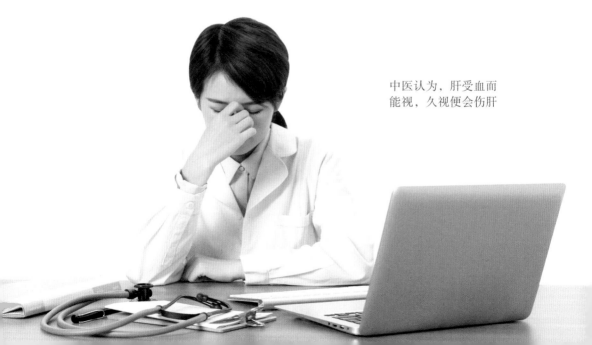

中医认为,肝受血而能视,久视便会伤肝

心宽气和肝气畅

在生活中保持肝气的平和、柔顺对健康十分重要，保持心情开朗，切忌暴怒忧郁也是春季养肝的重要原则。但有时候哭泣也是一种自我治愈的方式，适当发火可以释放心里的郁结。喜、怒、忧、思、悲、惊、恐是人正常的七种情志，在适度范围内都是对人体有益的。

自我疗伤，哭一哭

心中有不快之事时，常有人劝慰"笑一笑"，很少有人劝其"哭一哭"。其实，哭作为一种常见的情绪反应，对人的心理起着保护作用。肝之液为泪，身体有自己的发泄渠道，哭意味着情绪的宣泄，也是一种自我疗伤的方式。机体将心中的悲痛、哀伤等负面情感借由眼泪排出体外，心里会感到轻快很多。因此，心情不快时，可以向家人或朋友倾诉，或者痛痛快快哭一场，也是一种宣泄方式。如果强忍泪水，会加重抑郁，还会造成心理上的高度紧张。哭是有益于健康的，是身体正常的自然反应，不必克制。

哭会消耗身体气血，所以大哭之后常常会感到疲惫、困倦。这时宜平心静气，及时补充气血。切忌长时间哭泣，容易气血两伤，伤及其他脏腑。

适当发火解肝郁

肝火也是一种先天的禀赋，具有向上、升发的特性。适当的肝阳充足、肝火旺，使人表现出精力旺盛，有胆有识，可成大事。怒也绝非病态，是肝的本色。如果情绪过于压抑，容易引发神经性头痛、焦虑、精神紧张等症状，适度发脾气可以舒缓压力。但生气发怒不是没有原则、不讲理地乱发火，而是适当表达，发泄自己的情绪。

肝火旺发泄出来，同时及时调理，比如肝火上炎引发怒气，可以清肝泻火；如果肝阳上亢引发怒气，可以滋阴镇肝；如果肝气郁结气机不畅，可以疏肝解郁。

花朵的芳香是解郁的良药。在春天运动，爬山踏青，出微汗，气血流动，身心舒畅，肝气同样能得到疏泄。

大怒伤肝，切忌怒不可遏

怒指暴怒，表现为暴跳如雷、毁坏器物等，这样的不良情绪对肝脏的损害是很大的。90%的疾病都和情绪有关，尤其是经常生气发怒的人更容易生病。肝是调节情志的重要器官，很多人生完气后"两肋疼痛"就是伤肝的表现。当人在盛怒之下，怒气上翻，血随气涌，容易使血压升高，如果一个人本身患有高血压、心脑血管疾病，可能还会危及生命。

"怒伤肝，悲胜怒。"

《黄帝内经》记载"怒伤肝，悲胜怒"，这是指愤怒情绪令人冲动，这时使人产生悲哀的情绪可以消解内在积压的郁气、抑制兴奋、克服愤怒的情绪。《景岳全书》记载了以悲制怒的故事。燕姬因为生气昏厥若死，张景岳为其诊治，假称要对她进行令人痛苦且有损容貌的火灸，燕姬继而转悲，悲则气消，胸中的郁怒之气得以排解。由此可见，悲痛是可以抑制愤怒的。

用一种情感来控制另一种情感，往往无法把握刺激的强度，轻则无用，重则得不偿失，并非最佳方式。因此，遇到烦恼时，还是要学会自我提醒，理智处理。

保养肝气

肝脏最讨厌郁闷压抑，内生闷气、外动肝火，都对肝脏疏泄造成妨碍。中医讲肝为疲极之本，身体过度疲劳也会损耗肝气，引起肝气虚。因此，护养肝气，要内心从容和缓，既不疲于工作，也不疲于运动。

随心而动，想做就做

情志养肝关键在于自我情绪调节，多做一些自己喜欢的事情，比如到景色优美的户外散步、爬山或者组织一次远行，看一场幽默搞笑的电影、话剧，读一本诗歌、散文等，总之去做自己喜欢做的事，让心灵得到净化即可。

泡饮茶水，平心静气

饮茶是一种静心息怒、保养肝气的好方法。常用消气茶处方：橘叶、薄荷叶、大黄、甘草，沸水泡饮，可以消气顺心。也可以使用山楂、洛神花、陈皮、乌梅，煮水代茶，频频饮用。

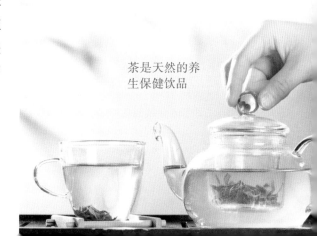

茶是天然的养生保健饮品

肝脏求救有信号

　　肝脏出现问题，初期往往症状并不明显，但有些小信号可以帮助识别。"有诸形于内，必形于外。"肝脏不好，有以下表征。

肝病警报站

信号一：手掌发红

手掌正面大拇指根部是大鱼际，大鱼际对面是小鱼际，鱼际以及整个手指掌面有明显发红或呈现片状粉红色的大小斑块，压之可褪色，说明有慢性肝炎和肝硬化的可能。

信号二：口苦脸黄，没食欲

肝脏具有促进胆汁分泌、排泄的功能。肝功能受损，胆汁的代谢就会发生障碍。因为胆汁是黄绿色的，当肝胆火旺，导致胆汁上溢，多出现面黄、皮肤黄、尿黄、口苦等症状。

信号三：四肢无力

肝主筋，筋具有连接关节和肌肉、调节运动的功能。肝血能够濡养全身筋膜，如果肝血亏虚，经脉失养，运动能力就会减弱，时间长了，就会感觉四肢没有力气。

信号四：牙龈、鼻子出血

肝藏血，能够收摄血液。如果肝功能异常，收摄无力，如肝火亢盛，迫血妄行，血液从血管中溢出，身体会表现为出血症，如牙龈出血、鼻出血等。

信号五：眼睛干涩

肝开窍于目，肝脏出现问题会在眼睛上反映出来。若肝血不足，不能濡养眼睛，则两眼昏花、视物不明，出现如夜盲等问题；若肝火过盛，可见眼红肿痛；肝阴虚，会使眼睛模糊干涩、眼珠不灵活、斜视等；肝气郁结过久，则能导致口苦目眩。

信号六：失眠易怒

肝藏魂，调节人的意识、思维活动。魂由肝血化生并濡养，如果肝血不足或肝火过旺，血不养魂，就会表现出失眠多梦、梦游、烦躁、易怒等症。

保健养肝运动方

肝主筋，平常可以做一些简单的拉伸动作，抻拉筋骨，强身健体。

莲花逍遥式

做法：

1. 坐在平板地上，左腿伸直，右腿弯曲平放在地面上，右脚心贴在左大腿内侧。

2. 身体向右腿方向扭转，左手去抓左脚尖，而右手臂向天空的方向伸展，尽量使身体保持在一个平面内。归位后换反方向练习。

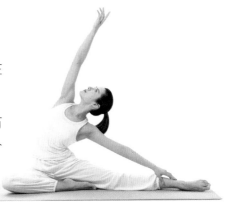

❗**注意：** 刚开始练习时，动作不易做到位，可以将背、腿和手臂都贴着墙，帮助身体侧展，找到动作的感觉，坚持1分钟。身体会感觉有一股暖流流向肋部，每天练习几分钟，可以增强肝的解郁能力。

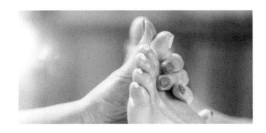

揉地筋

做法：

将脚底面向自己，把足趾向上翻起，就会发现一条硬筋从脚底浮现出来。按摩这条硬筋，对于保养肝大有益处。

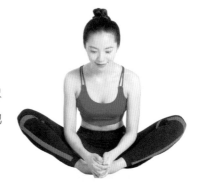

蝴蝶式

做法：

坐下，挺胸收腹，屈膝，使双脚脚心相对，脚跟尽量贴紧大腿内侧，双手抓住脚尖，双膝有节奏地上下摆动，就像是蝴蝶扇动翅膀一样。

❗**注意**

对于久坐人群而言，练习这一式可以有效地缓解身体僵硬现象，使气血更加通畅。

按摩穴位有功效

经脉与脏腑相连，刺激身体的经络、穴位，相关的脏腑也能得到调理。与肝相应的是足厥阴肝经，各种与肝相关的疾病，如肝火旺、胸胁胀满、心情抑郁等症状都可以通过按摩肝经及相关穴位来改善。

肝经

【包含穴位】大敦、行间、太冲、中封、蠡沟、中都、膝关、曲泉、阴包、足五里、阴廉、急脉、章门、期门，左右各 14 穴。

【功能主治】胸痛、恶心呕吐、大便溏泄、疝气、遗尿或癃闭等。

【保健功效】肝主疏泄，疏通肝经可消除郁闷情绪。按摩肝经也可以辅治出血症。肝主宗筋，宗筋就是指男性的生殖器，疏通肝经有助于男性生殖保健。

排毒泻火：太冲穴

太冲穴是肝经的原穴，原穴调控着经络的总体气血，有疏肝理气、活血化瘀、行气止痛等功效。太冲穴是肝经气血运行的根源，春天的时候对太冲穴进行按摩，能够激发肝经原气，促进肝经气血的运行，从而达到养肝补肝的目的。

肝主怒，一个人生气时无论是火气发泄、脾气暴躁还是神情低郁，独生闷气，都会反映到肝经上，此时按压太冲穴会有痛感。经常按摩太冲穴可以疏肝气、泻肝火，肝气舒畅，怒气自然而然就消散了。此外，肝主筋膜，按摩太冲穴还可以改善四肢无力、肝血不足等问题。

太冲穴位于大脚趾和第二脚趾之间的缝隙向上 1.5 厘米的凹陷处。按摩时左手拇指指腹揉按右脚背太冲穴，再换右手拇指指腹揉按左脚背太冲穴，反复 2~3 次，揉按时要有一点力度，以产生酸胀甚至胀痛感为宜。

足浴时按摩太冲穴可以辅治感冒，温水泡脚 10~15 分钟后，按摩太冲穴 5 分钟，两侧都要按摩，能减轻感冒带来的不适。中医认为，太冲穴在足部的反射区为胸部，所以按压这个穴位还能缓解心慌、胸闷等病症，起到预防乳腺疾病的作用。

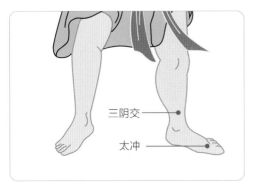

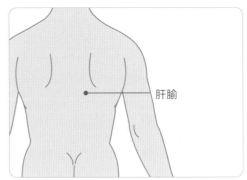

月经不调：三阴交穴

　　足太阴脾经、足厥阴肝经、足少阴肾经，三条阴经都从三阴交穴通过。三阴交穴对调理气血有独特的作用。

　　按摩三阴交穴不仅辅助治疗慢性肝炎、肝功能减弱等肝病，月经不调也可以揉三阴交穴。女性容易出现贫血、月经不调等问题，和血相关的症状有时需要从肝上来调理。

　　按摩三阴交穴对于调理肝血很有效。春季内脏容易气血不足，阳气外散，消化功能差，如果对足三阴交穴进行按摩，一穴调理三阴，可调节脾胃，调肝补肾，还可安神助眠。

　　三阴交穴在小腿内侧，足内踝上缘四指宽，在踝尖正上，胫骨边缘凹陷中（自己的手横着放，约四根手指横着的宽度）就是三阴交穴。按摩时可以双腿盘坐，大拇指按住穴位，左旋20次，右旋20次，再换另一侧按摩。

益气养血：肝腧穴

　　肝火太盛可以按太冲穴清肝泻火、平抑肝阳。如果肝气不足，肝郁气滞导致常常叹息、情志抑郁、胁肋疼痛、目胀头晕、女性乳房胀痛、胸部憋闷等症状时，就要按揉肝腧穴。

　　肝腧穴是肝的背腧穴，内应于肝脏，与肝有关的病症都可以通过刺激此穴进行调理。肝腧穴与前边的太冲穴搭配按摩，在中医里属于"腧原配穴"，因为太冲穴是肝经的原穴，能够起到柔肝养血的作用。

　　肝腧穴位于人体的背部脊椎旁，第九胸椎棘突下，左右二指宽处。肝腧穴不易准确取位，其位置在背部，也不易自我按摩，需要他人帮忙，因此可以准备一个按摩槌敲击背部穴位的大体位置。背部腧穴较多，轻轻敲击可以刺激多个穴位，还能锻炼肩胛骨和手腕，是日常工作之余的简便按摩方法。

两味中药清肝理气

　　服用中药材也是保持肝脏健康的重要方法，不同药材的性味、功效各有千秋，需要根据自己的身体状况谨慎甄选。以下两种中药，一味滋阴和胃，一味清肝明目，都可以配伍其他药材在生活中经常饮用。

佛手

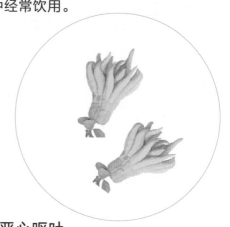

性味：味辛、苦、酸，性温。

归经：归肝、脾、胃、肺经。

功效：疏肝理气，和胃止痛，燥湿化痰。主治肝胃气滞，胸肋胀痛，胃脘痞满，食少呕吐等症。

用量：3~10克。

适用体质：气郁体质。

禁忌：阴虚有火；无气滞症状；久痢气虚人群。

　　春季养肝应该注意调理脾胃，肝喜通达，不喜欢压抑，无论是肝火上亢、容易生气，还是肝气郁结、情志抑郁，都会影响脾胃的功能。佛手有疏肝理气、解郁健脾的作用。

　　佛手中所含的佛手多糖对免疫功能有促进作用。此外，佛手有扩张冠状血管、增加冠脉血流量的作用，能抑制心肌收缩力、减缓心率、降血压、保护心肌缺血。

　　中医上的佛手一般是干品，可以用来泡茶，清香味浓，可以与多种药材配伍。

疏肝解郁

　　佛手10克，青皮9克，川楝子6克，水煎服。

恶心呕吐

　　佛手、生姜各10克，加水煎取药汁，可加入红糖调味，温热服用。

胸满胀闷

　　佛手5克，菊花5朵，冲入沸水加盖闷泡5分钟，可常饮。

理气消食：佛手粥

原料：佛手6克，大米50克。

做法：

1.佛手洗净，放入锅中，加适量水，煎取药汁去渣，不宜久煎。

2.大米洗净，放入锅中加水煮成粥。

3.粥将熟之时，倒入药汁，再煮10分钟即可。

功效：疏肝理气，和胃止痛。

禁忌：阴虚火旺、气虚或无气滞者慎用。孕妇慎用。

决明子

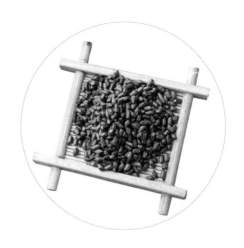

性味：味甘、苦、咸，性微寒。

归经：归肝、胆、肾、大肠经。

功效：清热明目，润肠通便。

用量：9~15克。

适用体质：热性体质。

禁忌：泄泻人群；低血压人群。

决明子具有清肝益肾、明目的作用。主治风热目疾、肝虚目疾等症。经常盯着电子屏幕的上班族可以将决明子搭配其他花草茶一同饮用，能明目益睛；将决明子做成枕头，也能起到明目作用。决明子还有镇静催眠的作用，对于肝阳上亢轻度失眠具有一定的改善效果。

决明子有助于大便通畅，并有降血脂、降压的作用。平时可将决明子泡水代茶饮，取决明子10克，直接泡茶饮用。如果是阴虚贫血者可以加入枸杞子、杭白菊、生地黄一同泡服；如果是气虚者，可加入生晒参一同泡服。

现代药理研究认为，决明子富含大黄酚、大黄素、决明素等成分，具有抗菌作用。取决明子30克，水煎约20分钟，熏洗阴道，可治疗阴道真菌。

缓解便秘：决明子乌龙茶

原料：决明子15克，乌龙茶、荷叶各5克。

做法：用沸水冲泡15分钟即可。

功效：润肠通便。

清肝降脂：决明子绿茶

原料：决明子、绿茶各5克。

做法：

1. 将决明子用小火炒至微有香气时取出，放凉。

2. 将炒好的决明子、绿茶同放杯中，冲入沸水，浸泡3~5分钟后即可饮服。随饮随续水，直到味淡为止。

功效：清热平肝、降脂降压、润肠通便、明目益睛。适用于高血压、血脂异常、大便秘结等症。

平肝降压：菊楂决明子茶

原料：菊花、生山楂片各10克，炒决明子5克，冰糖25克。

做法：将所有原料放在茶杯中，沸水冲泡，每天可以代茶饮。

功效：平肝潜阳、滋补肝肾。适用于肝火旺盛导致的头晕、烦躁或者高血压所致头晕目眩、失眠多梦、头痛等。

禁忌：脾胃虚寒，腹泻、气虚便溏者不宜用。低血压患者忌用。

青色和甘味食物让肝舒畅

《黄帝内经》曰："东方青色，入通于肝。"

在五行里面，肝属木，而青色也属木（青即指绿色），因此，青色和人体的肝脏是相对应的。青色食物有益于人体肝气疏散，有利于消除疲劳，缓解肝郁，预防肝病，还具有明目和提高身体免疫力的作用。

青色食物有助于肝脏排毒

青色食物，实际上就是我们所说的绿色食物。中医认为青色食物可通达肝气，疏肝解郁，清除肝脏毒素，在日常生活中可以经常食用以保肝、养肝。青色食物主要是叶菜。植物的叶子中富含维生素 C、胡萝卜素、叶酸以及多种矿物质，这些营养素正是肝脏最需要的，可帮助肝脏发挥其解毒功能。

很多人早上起来会感到口苦咽干，实际上是肝胆亢进的表现，口苦多数都为肝胆有热、胆气熏蒸所致。多吃青色食物，有助于清泻肝热，缓解症状。

减酸增甘，养脾方养肝

《黄帝内经》有"酸入肝"之说，肝病者，"且肝欲散，急食辛以散之，用辛补之，酸泻之"。春季阳气升发，宜食辛甘发散之品，以适应春季肝阳升发的特点。酸味食物有助收敛肝阴，对于肝阴虚的人群，春季养肝适当吃些酸味食物，使阴血更足。

过食酸味，可使肝气过盛，会伤及脾脏，脾胃相连，影响食物正常的消化、吸收。因此唐代孙思邈在《千金方》就建议春日宜"省酸增甘"以"养脾气"。无论肝火旺还是肝阴虚的人，都可以适当多吃甘味食物，有助健脾。

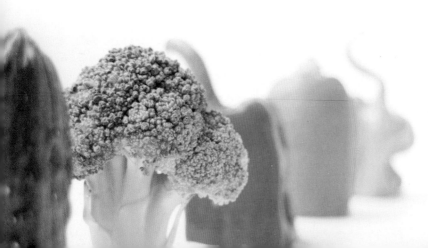

养肝应多吃青色和甘味食物

清肝解毒的食物

桑葚

桑葚味甘酸，性寒，有滋阴补血、补益肝肾的作用，对于肝阴虚内热引起的失眠、耳鸣心悸有辅助治疗作用，多食可以使阴血充足。

西蓝花

西蓝花营养丰富，被誉为"蔬菜皇冠"，含维生素C、胡萝卜素、钙、磷、铁、钾、锌、锰等。有助于增强肝脏的解毒能力，提高机体免疫力。

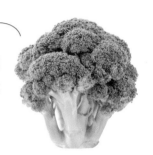

芦笋

芦笋是世界十大名菜之一，也被称为"抗癌之王"，含有非常丰富的营养。含B族维生素、硒等，芦笋中的营养物质有助于保护肝细胞免受酒精毒素的侵害，达到解酒护肝的功效，对喝酒一族来说是不错的选择。

茼蒿

茼蒿含有非常丰富的胡萝卜素、维生素C、钾、膳食纤维等。春季常食茼蒿具有清肝火、润肠道、养心、润肺及消痰等功效，特别适合高血压患者、便秘患者、脑力劳动者及久坐人士。

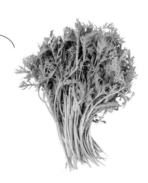

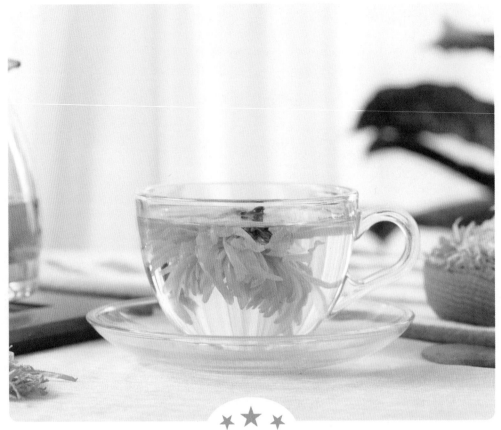

■ 养肝食谱精选 ■

菊花茶

原料：菊花 3 克。

做法：

1. 取菊花放入茶杯中。

2. 茶壶中加适量清水，煮沸后稍凉至90℃冲泡菊花茶，随即加杯盖。

3. 冲泡 3 分钟后即可饮用。

营养功效：菊花有散风清热、平肝明目、清热解毒的功效与作用。可以缓解感冒引起的头晕头痛；口腔溃疡患者饮用菊花茶，有利于缓解症状。

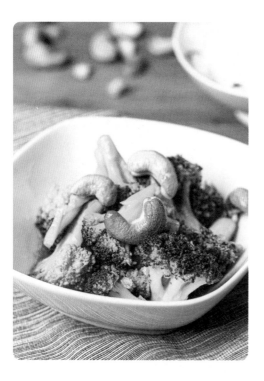

腰果西蓝花

原料： 西蓝花300克，腰果50克，蒜末、盐各适量。

做法：

1. 西蓝花洗净，掰成小块，放入热水中焯烫。

2. 油锅烧热，放入蒜末爆香，放入西蓝花翻炒。

3. 待西蓝花炒熟后放入腰果，翻炒1分钟，出锅前加适量盐即可。

> **营养功效：** 西蓝花含丰富的维生素C，可增强肝脏解毒能力，有助于预防感冒和坏血病。

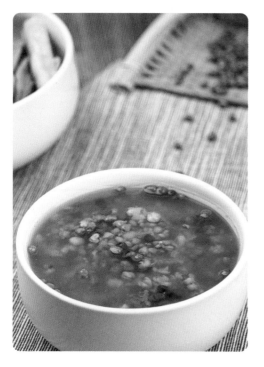

荞麦绿豆粥

原料： 荞麦50克，绿豆20克。

做法：

1. 荞麦、绿豆洗净，提前用清水泡2小时。

2. 锅中加入适量清水，下入荞麦和绿豆，大火烧开后转小火煮至绿豆熟烂即可。

> **营养功效：** 绿豆清热解毒、消暑生津、除湿气、利尿。荞麦可以消积下气、健脾除湿。肝火旺的人宜二者搭配食用。脾胃虚寒者不宜多食。

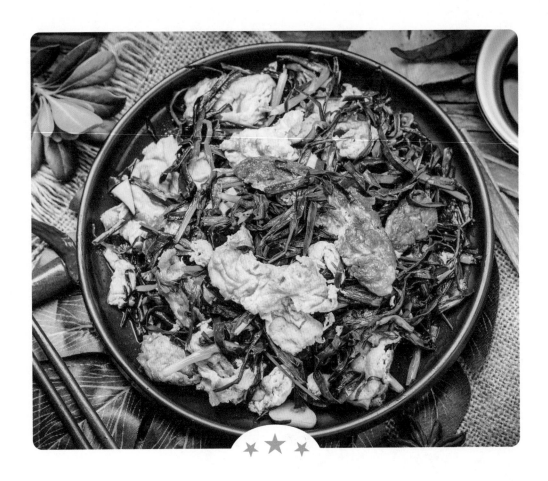

韭菜炒鸡蛋

原料：韭菜 150 克，鸡蛋 2 个，盐、料酒各适量。

做法：

1. 鸡蛋在碗中打散，倒入料酒，搅拌均匀；韭菜洗净，切小段。

2. 锅烧热放油，倒入鸡蛋液翻炒，再放入韭菜段炒至断生，出锅前放适量盐调味即可。

营养功效：中医有"二三月宜食韭"的说法。韭菜被称为起阳草、长生韭，有提神止汗、补肾温阳、益肝健胃、行气理血、润肠通便的功效。春天适量吃些性温的韭菜，可起到补阳气、增强肝和脾胃功能的作用。

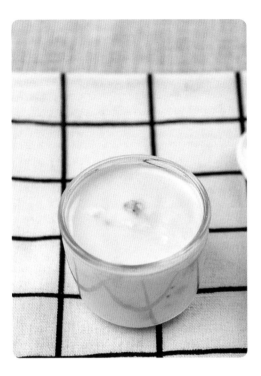

草莓酸奶

原料： 草莓 100 克，酸奶 200 克，蜂蜜适量。

做法：

1. 草莓洗净，切成块。

2. 草莓、酸奶、蜂蜜混在一起，用果汁机打成草莓酸奶即可。

营养功效： 草莓性凉、偏酸甜，能养肝护肝，又因红色入心，可去心火。此外草莓维生素 C 的含量丰富，有助于人体吸收铁，有助于生血、养血。

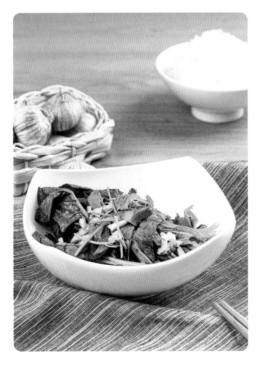

菠菜拌猪肝

原料： 卤猪肝 150 克，菠菜 200 克，蒜末、葱丝、香油、盐各适量。

做法：

1. 菠菜洗净，切段，放入沸水中焯烫；卤猪肝切片。

2. 将菠菜段、卤猪肝片放在一起，放入蒜末、盐、葱丝、香油，搅拌均匀即可。

营养功效： 肝不好的人适当吃些动物肝脏有益于补肝明目、补血益气。猪肝的胆固醇含量高，高血压、血脂异常、冠心病患者慎食。

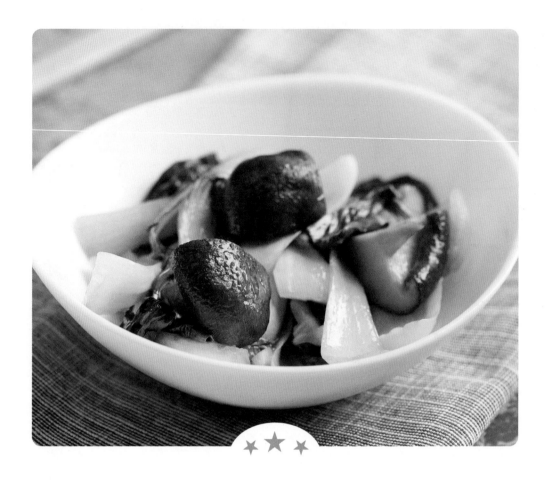

香菇油菜

原料: 鲜香菇6个,油菜100克,蒜末、酱油、盐各适量。

做法:

1. 香菇洗净,去蒂,切块;油菜洗净。

2. 热锅烧油,将蒜末炒香,放入香菇块炒至变软。

3. 放入油菜快速翻炒,加酱油炒至香菇完全熟透,加盐调味即可。

营养功效: 香菇中含有人体所需的多种营养物质,食用后被人体吸收能起到抑制血液胆固醇升高、降血压的效果。香菇中含有香菇多糖,具有润肠通便、保护肝脏的作用。

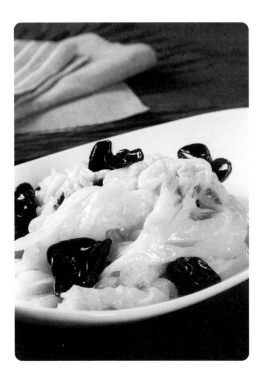

木耳炒白菜

原料： 大白菜 200 克，水发木耳 50 克，洋葱 60 克，葱末、姜末、水淀粉、盐各适量。

做法：

1. 木耳洗净，撕成小片；洋葱洗净，去皮，切丝；大白菜洗净，片成片。

2. 锅中放油烧热，放入葱末、姜末爆香，依次放入大白菜片、洋葱丝、木耳煸炒至熟。

3. 加盐调味，出锅前用水淀粉勾芡即可。

> **营养功效：** 这道菜富含维生素 C、膳食纤维，有助于补气养血、润肺止咳。

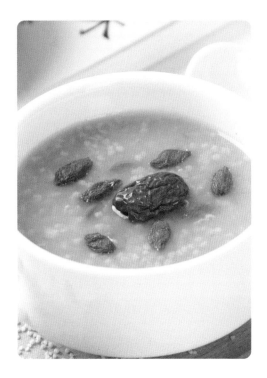

枸杞粥

原料： 枸杞子 20 克，大米 50 克，红枣适量。

做法：

1. 枸杞子、大米分别洗净。

2. 锅内加水烧开，放入大米煮至黏稠。

3. 放入枸杞子和红枣，继续煮 10 分钟即可。

> **营养功效：** 枸杞子为补肾、益精血的良品，可提升肝脏的抗病毒能力。枸杞子与大米一起煮粥，还可以为人体提供能量，滋补五脏。

第五章

调养脾胃少生病

"脾胃者，仓廪之官，五味出焉。"脾胃是身体气血、津液化生的源头，将食物消化、吸收，为身体提供能量，为脏腑提供水谷精微。因此脾胃健旺，化生有力，各脏腑才能正常发挥功能。调理好脾胃，是增强机体免疫力、防御疾病的关键所在。

从中医看脾脏

中医所讲的脾也不是西医中的脾脏，而是包括了脾、胃、肉、口、唇、涎，是一个脾系统。脾在五行中属土，土有厚德载物之性，脾也具有化生气血、滋养四肢百骸的功用，因此脾被称为"后天之本"。

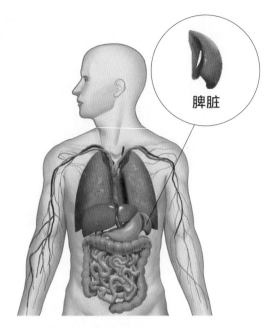

脾脏

脾脏的特点

脾位于腹腔上部，横膈下方，与胃相邻。人生命所需的营养物质都依赖于脾胃运化所生的水谷精微。脾脏更像一个默默无闻的幕后者，但它是整个身体系统正常运转的中坚力量。

中医讲脾气具有向上升的运行特点。脾主升清，清即营养物质。脾将肠胃吸收的水谷精微向上输送给其他脏腑，用作化生气血，濡养全身。

如果脾气不足，无法上升，水谷精微输布失常，就会导致气血化生失常，身体必然会出现问题。同时，脾气上升，输送精微与胃气降浊相辅相成。脾和胃相为表里，脾不能升清，胃浊气也就不能下降，身体就会出现头目眩晕、疲惫、腹胀、便溏等症状。

脾气上升不仅能输送营养物质，也有升举脏腑的作用。脾气上升，能够维持各个内脏位置相对固定，避免脏器下垂。生活中常见一些人出现胃下垂、子宫脱垂等病症，也说明其脾气虚弱，这种情况应该注意多食用健脾和补中益气的食物或药材。

脾喜欢干燥

脾主运化，既运化谷食，也运化水饮。脾将水饮化为津液，吸收后并传输到全身的脏腑中。脾气健运，运化水液畅通，身体就不会出现湿饮聚集。如果脾气虚弱，身体出现水湿痰饮，又会反过来致使脾气不升。此外，外界湿邪一旦进入体内，也容易困遏脾气上升。因此说脾喜欢干燥，不喜欢湿邪。脾为阴土，脾燥则升，从而使脾运化水液正常，也能抵御外界湿邪侵扰。

脾脏的系统联系

脾精化生口津

口津为唾液中较清稀的部分，由脾精上溢于口而化生。它具有保护口腔黏膜、润泽口腔的作用，在进食时有助于食物的吞咽和消化。脾气充足，口津上行于口但又不会溢出口外，如果脾胃失和或脾虚失摄，就会导致津液异常增多，甚至流出口外。如果脾气亏虚不能很好地运化、布散水液，津液分泌减少，就会口干舌燥。

脾病以运化功能失常，致水谷、津液失运多见。而胃病则常见于消化功能障碍以及胃气上逆。如果一个人常常流口水、口液清稀、面色苍白，多是脾胃虚寒导致的，需要补脾。如果口液臭浊、舌尖泛红，就说明脾胃郁热，需要清热燥湿、泻火。根据口液的状况可以分辨脾脏出了什么问题。

由嘴唇看脾

"口唇者，脾之官也。"口是食物进入的关口，人的食欲、口味和嘴唇都与脾的功能状态相关。脾气健运，食欲旺盛，口味正常，口唇红润光泽。脾虚则食之无味，脾热则会出现口中甘甜，脾气失调会出现口味异常等。脾气虚弱，内生湿浊，口中黏腻，没有食欲，食物停滞，无法上清下泄，郁积化热，就会出现口臭。

嘴唇的色泽也能反映出脾胃运化的强弱，气血的充足与否。脾气虚弱，口唇颜色发淡，脾有郁热，嘴唇发红。脾气血瘀滞，嘴唇发暗或者青紫，严重时口唇周围会发黑。嘴唇总是脱皮、干裂，这是由于脾胃积热上冲，伤及津液或者气血亏虚造成的，秋冬季节会加重。

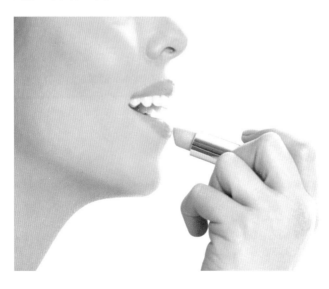

嘴唇的色泽可反映脾胃的健康状况

长夏养脾胃

《黄帝内经》说"脾主长夏，足太阴、阳明主治，其日戊己；脾苦湿，急食苦以燥之。"长夏在五气中属湿，脾属土，恶湿。因此长夏养脾应注意湿热之气困扰脾胃，同时注意调节饮食，适量运动以达到祛湿热、健脾胃的目的。

为什么长夏养脾

脾主长夏（夏至~处暑），一般指农历六七月份，始于盛夏而止于秋凉。《黄帝内经》注云："长夏者，六月也。土生于火，长在夏中，既长而旺，故云长夏也。"在夏天尤其要注意养脾气。长夏时节，地气上腾，万物华实，大多数农作物正在生长、成熟的过程中，符合土生万物的性质。人体中，脾属土，主运化，运送水谷精微，化生气血津液，脾与长夏相对应。

中医也有"脾主四时"之说，表明四时之中皆有土气。四时若无长夏为之化，则草木虽繁茂而果实不成，秋无可收，冬无可藏。人体中的心、肺、肝、肾也都依赖于脾的运化来维持营养。脾气健运，四脏方得养，这也说明了脾应长夏，主四时。

长夏气候炎热，汗出水分蒸发是人体的主要散热形式，但雨水较多、湿气较盛，机体难以通过出汗散热，反而湿邪易进入体内而引发诸多疾病。脾喜燥恶湿，湿气会困遏脾气上升，阻止其发挥运化功能。如果体内湿热相兼，会表现出四肢困重、胸闷气短、精神萎靡等病症。夏季虽然阳气盛，即气血运行旺盛，但活跃在机体表现，伏阳在内，能量跑到体表，内部偏虚寒且易汗出，冷饮、冷风使人体阳气受损或受阴寒湿气，加重里寒，以致脾胃虚弱。因此长夏养生重点是养护脾胃，不可贪食冷饮。

长夏是养生治病的最佳时间，这个时候调理脾胃以及治疗一些慢性病会有不错的效果。

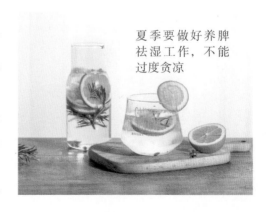

夏季要做好养脾祛湿工作，不能过度贪凉

长夏如何养脾

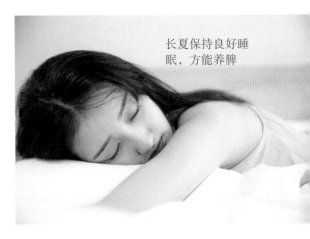

长夏保持良好睡眠，方能养脾

饮食要注意

脾胃主饮食收纳，养脾胃一定和饮食摄入密切相关。饥饿或暴饮暴食都是脾胃受伤的重要原因。食物进入胃中需要消化，通过脾的运化，吸收营养物质，并输送到其他脏腑。如果大量进食，脾脏不能及时运化、转输营养物质，食物就会积留，这就是生活中常见的积食症的原因。脾胃积留的食物仍然需要消化，致使脾胃疲惫，久而久之，脾胃虚弱，造成人体消化系统紊乱。

饥饿、节食也会伤及脾胃。脾胃不能得到足够的水谷，消化功能会减退，下一次如果猛然超量进食，消化吸收会变得困难。食物是化生气血精华的原材料，长期过度节食，身体容易出现气血不足的病症。

吃饭时要尽量仔细咀嚼，如果吃得太快，牙齿不能充分把食物咬碎，这样一来就会增加胃的负担。因此要细嚼慢咽。吃完饭后不宜马上运动或从事工作，最好闭目静养片刻，因为饭后脾胃需要足够的气血来消化食物。长夏饮食还要注意以清淡为主，尤其是体内湿气重的人，避免吃油腻食物，应适当运动，不要贪凉，以免加重体内的湿气。

睡个午觉

昼长酷暑是长夏的主要气候特点，身体也应该适应自然界昼长夜短的规律，晚睡早起，再增加半小时午睡时间。中医认为"胃不和则卧不安"，一些脾胃功能较差或湿邪困脾的人，容易出现睡眠障碍，因此补个午觉有益于恢复精力。

运动流汗

脾脏最易受湿邪的攻击，从而产生痰湿之症。适当的运动流汗可以帮助健脾除湿。湿气重的人往往四肢乏力，行动迟缓不够敏捷，气血迟缓不畅。体育锻炼不足会使脾胃消化能力下降，进而使整个机体功能衰退。适当运动流汗有助于气血循环，增加水分代谢，但注意运动量不要过大。

生活小细节，健康大养生

湿气重，最容易侵袭脾脏。体内湿气太重，脾脏容易处于超负荷工作的状态，致使脾胃失和。长夏养脾可以从日常饮食入手，达到健脾祛湿的目的。此外，现代生活中饮食富足，但容易"过满则溢"，出现过度饮食的问题。适当轻断食，减轻脾胃工作负荷，反而有助于身体健康。

长夏养脾，除湿先行

中医四季养生理论中主张长夏养脾，夏季养脾当注意祛湿。湿气进入人体后，和不同的东西结合形成不同的湿邪。湿气在体内各个位置症状表现不一，如湿气在脾胃就会表现为消化不良、舌苔黄腻；湿气在肝胆就会表现为口苦恶心、两侧胁肋胀痛等。体内湿气淤积会影响皮肤、体形、容貌，促使皮肤毛孔粗大、暗黄，脸上长痘，身体虚胖等。脾胃主运化水湿，祛除体内湿气以健脾养胃、调理身体为关键。湿气较常见于湿热、寒湿、痰湿三种类型。

症状	表现	危害	日常习惯	推荐饮食
湿热	湿邪与热邪相结合，就会形成湿热。体内有湿热，体味较重，容易发胖，皮肤出油、长痘、食欲不振，舌苔黄厚腻，舌质发红，大便黏滞，小便发黄	湿热会损伤肝脾，使肝脾功能失调，易引发肥胖且不易减下去，或引发痛风等病症，皮肤容易瘙痒、红肿	饮食宜清淡、少盐，避免暴饮暴食，避免潮湿的环境，适当运动	绿豆、冬瓜、丝瓜、赤小豆、西瓜、绿茶、花茶等
寒湿	湿气与寒气相遇，就形成寒湿。寒湿会使人感到四肢冰冷，喜暖怕凉，身体沉重，面色发青，口黏不喜饮水，舌苔白，有齿痕，大便不成形、腹泻等	寒湿会损耗阳气，女性会有痛经问题。寒湿多淤积在脏腑肌肉，致使脾胃虚寒，引发肩周炎、湿性关节炎等	日常注意保暖，不贪凉，注意运动增补阳气，饮食注意补养气血，以热水泡脚	红枣、当归、姜等甘、辛味食物
痰湿	痰湿指的是人体津液的异常积留，表现为腹部有赘肉，四肢浮肿，神情困倦，口黏发甜，喜欢甜食，不爱饮水，舌苔厚腻，大便不成形，小便次数多	容易引发肥胖以及各种慢性病	饮食宜清淡，以利湿化痰的食物为主，注意多晒太阳，坚持运动	白萝卜、紫菜、山药、麦冬、薏苡仁等

轻断食调理消化系统

许多人由于心理问题或精神压力大，会有情绪性暴饮暴食的习惯，即便吃饱了也不能停下来吃东西。其实这些人脾胃虚弱多是"撑"出来的，当脾胃过度劳累时，消化、吸收功能也会日益衰退，久而久之造就了脾胃虚弱、功能失调的状态。适当轻断食对脾胃可起到调整、休养的作用，再加上日常注意饮食，脾胃不健的问题就能解决。

轻断食即在一段时间内减少饮食或选择不吃，其他时间照常吃喝。轻断食不等同于节食，只是给身体一段时间不用做消化工作，从而进行体内自我清洁，将体内堆积的废物、有害细菌等排泄出去。轻断食不是以减肥为目的，但可以减轻体重，降低肥胖者的体重和体脂率。轻断食之后会感觉心情愉悦，能够改善情绪、抵抗抑郁。

轻断食是一种安全的饮食干预，利于改善空腹血糖和餐后血糖水平。此外，每周坚持1天或2天轻断食，控制能量摄入，会对大脑产生积极影响。轻断食不是完全不吃东西，每个人可以根据自身情况减少饮食摄入，因此比较容易实行和坚持。

常见的轻断食方法

16:8 轻断食

把进食时间限制在8小时之内，剩下的16个小时只喝水或喝没有能量的饮料。

注意

刚开始轻断食的人可以选择这种方法在双休日进行尝试，让身体慢慢适应，再尝试18小时轻断食。

5/2 断食法

即每周中不连续的2天每天只摄取500~600千卡热量的食物，其余5天自由饮食，不控制。

注意

这种轻断食可以帮助减轻体重。轻断食的那两天注意选择低碳水和低能量的食物，同时保持日常的运动量。

每个人对于轻断食的反应都不一样，如有不良反应，请立刻停止，恢复正常饮食。有严重低血糖、体重过轻的人以及孕妇不建议选择轻断食。

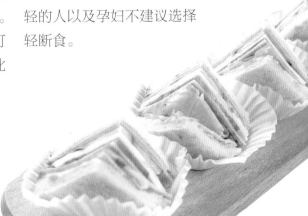

忧思深虑形体瘦

中医认为，脾在志为思。思考是一件好事，北宋理学家周敦颐认为"思则睿，睿则圣"。真知灼见总是来自勤学善思。但如果思虑过度，想事情太多，就会使脾气郁结，影响食物的消化和营养吸收，以致不思饮食。如此一来，身体失去营养之源，就会消瘦。

思考是生活的一种乐趣

柏拉图曾说："思维是灵魂的自我说话。"思考是人主动性的探索活动，在这个无声的世界里，蕴藏着无限的积极性和创造力，是人独立意识的体现。

我们生活在大千世界，周围的事物都在向我们传递着信息，娱乐、读书、交流，在这些过程中我们听其所言，顺其所行，都是沉浸在他人的思想活动中。而思考是我们对各种信息的加工和理解，形成个人的思想，使我们不会成为各种意识、潮流的附庸者。思是一种不可或缺的情志活动。

诺贝尔奖获得者山中伸弥教授发表文章称："深度思考是最好的养生方式。"有一个成语是"才思敏捷"，形容人反应快，思维敏捷，头脑聪明。其实，当人在思考的时候，大脑细胞十分活跃，需要消耗大量能量和营养。经常思考对于老年人预防阿尔茨海默病很有帮助。

生活中常见一些脑力工作者到了晚年依然精神矍铄，强健而不失风采的原因就在于此。

应注意，思考不是焦虑和想太多，如果烦恼太多只会消耗身体的力量和精力。

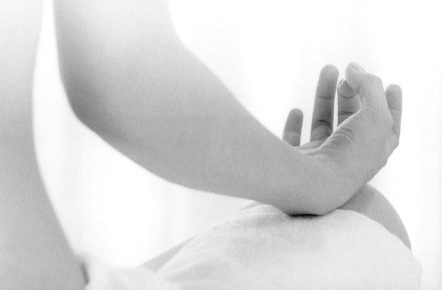

过思伤脾，切忌穷思竭虑

"脾在志为思，过思则伤脾。"

一个人如果常常心事重重，穷思竭虑度日，会损伤脾气。脾气郁结，脾胃升降失调，食欲不振，饮食不化，身体也就得不到水谷精微的濡养。因此常见忧思过度的人形体消瘦或者虚胖，面色无华、精神不振、郁郁不乐、四肢倦怠无力，生活中常伴有失眠、神经衰弱、便秘、消化不良等症状。为了保证身体的健康，人在生活、工作中一定要注意切忌忧思过度，即使思考，也要注意饮食营养和调节情绪，以健康为代价就得不偿失了。

脾胃是后天之本，人身体的能量——气血需要依靠脾胃来生化。现代人压力较大，需要思虑、愁烦的事情很多，一定不要深陷于某一种情绪中走不出来，找到适合自己发泄情绪的渠道。有时候既要清心静思，也要做一个行动派。

思伤脾者，以怒胜之

思虑会使脾气郁结，而怒有向外发泄之势。肝主怒，以怒胜之就是借助肝气升发的特性来缓解体内气机郁滞的病状。忧思过则易生悲，尤其是长期忧思过重、情绪低沉的人，适当发泄，可以疏解郁气。

情志养脾的关键在于心宽志平。"一蓑烟雨任平生"，生活中常保持一颗平常心。家长让孩子学时认真学，玩时放松玩。人在工作、生活时也是一样，工作时认真工作，工作之外要放松自己。

脾脏求救有信号

脾胃是气血生化之源，如果脾胃功能不好，营养物质就不能输送到五脏六腑，势必会出现一些病症。以下几个脾胃不好的信号都表明脾失健运，急需调理。

脾病警报站

信号一：吞酸

胃液上涌到喉咙部位会有酸苦的感觉，这是胃酸过多的表现，此时如果只服用中和胃酸的药物无法从根本上解决问题。中医认为，吞酸多是因为肾气上逆导致的，如果是脾虚或者脾胃失调者，脾运化失职，胃失和降，所以治疗的根本是健脾养胃。

信号二：面色萎黄、形体瘦弱

脾虚可导致脸色暗淡发黄。脾运化水谷精微，给身体提供营养。如果脾气虚弱，身体得不到足够的营养来滋润，皮肤就会变差，人也会消瘦枯槁。这时要及时调理脾胃，否则容易出现营养不良或者贫血。脾胃不好的人往往形体消瘦，即便是胖也是虚胖。

信号三：口唇淡白干燥

嘴唇干燥、脱皮、没有血色，意味着脾胃功能不好。"脾开窍于口，其容唇也"，正常的嘴唇应该红润有光、干湿适度。

信号四：大便溏稀、便秘

脾胃虚弱的人容易出现大便溏稀的情况，排完便之后不能把大便冲干净，另外也会伴有湿气重的症状。同时，脾胃不好、脾阳不足，不能生化津液，会导致肠胃动力不足，继而造成便秘。

信号五：胃胀气、打嗝

"脾宜升则健，胃宜降则和"，脾胃一升一降相协调，共同完成食物的消化、吸收、运输。如果脾胃失调，清不得上，浊不得降。吃进去的食物就会停滞，导致胃胀、反酸、打嗝。

信号六：睡觉时流口水

"脾在液为涎"，涎即口水。脾气具有固摄作用，如果脾气虚弱，固摄能力减弱，口水不受约束，就会在睡觉时流出来。

调养脾胃运动方

揉腹

揉肚子可以促进腹部血液循环，帮助肠胃蠕动，有利于消化吸收。腹部有肝经、脾经、肾经三条经络通过，通过按摩腹部，可以起到按摩三脏的作用。腹部是寒气最易聚集的地方，按摩小腹至发热有一定的温养效果。揉腹可以帮助减掉身体的赘肉，有的人身体肥胖是由于痰湿淤积，揉腹按摩脾胃，可以运化除痰湿。

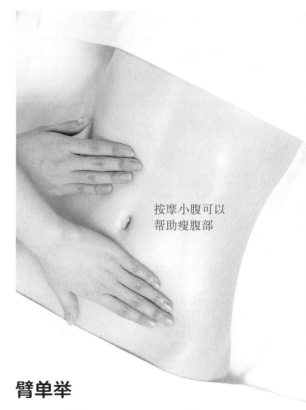

按摩小腹可以帮助瘦腹部

做法：

早上起床前或者晚上临睡前，仰卧在床上，双手搓热，然后用左手心对着肚脐，右手叠放在左手背上，以脐部为中心，稍稍用力，顺时针方向按揉，按摩范围由小到大，再由大到小，连续按摩 50 次；两手上下互换位置，逆时针方向连续按揉 50 次。按揉时用力要柔和均匀。

注意

刚吃完饭或十分饥饿的情况下不宜揉腹，腹部有急性炎症时也不宜按揉，以免炎症扩散。

臂单举

手臂单举是八段锦中的一个动作，通过左右手交替上托单举，可以刺激沿左右侧胸腹向上的脾经，牵动腹腔，能对脾胃起到按摩作用。

做法：

双脚站立，两脚分开与肩同宽，右手翻掌上举，五指并拢，掌心朝上，指尖向左；同时左手下按，掌心向下，指尖向前，拇指展开，仰头看右手指尖。两手位置可交替进行，反复多遍。

单臂上举、下按时，要力达掌根，挺长脊背，舒胸展体。练习时不要迎风而站，避免风邪侵入身体，导致风寒、感冒等。

按摩穴位有功效

脾经从大脚趾内侧端沿腿内侧至腋下，非常容易找到，因此间歇之余就可以敲打脾经，能够调理脾胃，强健脾胃的消化能力。脾主统血，脾经上的穴位对于改善贫血、调节女性经血有一定作用。

脾经

【包含穴位】隐白、大都、太白、公孙、商丘、三阴交、漏谷、地机、阴陵泉、血海、箕门、冲门、府舍、腹结、大横、腹哀、食窦、天溪、胸乡、周荣、大包，左右各 21 穴。

【功能主治】腹胀、胃痛、呕吐、身重无力、便溏、下肢肿胀等。

【保健功效】脾运化水谷精微、水饮津液，疏通脾经对于维持机体的消化功能及充盈身体气血有着重要作用。

脾胃问题都可调：足三里穴

脾胃相协调，脾经与胃经也相为表里。足三里穴是胃经上的重要穴位，经常按摩具有调理脾胃、补中益气的功效。足三里穴具有止泻的效用，尤其是由于脾胃虚寒导致的腹泻，按摩足三里穴能够使身体恢复健康。

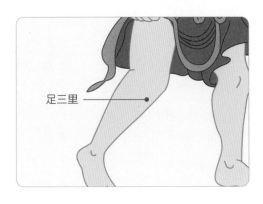

足三里

足三里穴能调理节消化系统，使消化食物、吸收营养的功能强健，还能够辅助治疗一些消化系统的病症，如腹部胀满、胃炎、胃下垂等，对于呕吐、嗳气、痢疾以及高血压等也有辅助治疗作用。足三里穴具有很好的镇神安眠作用，尤其是心脾两虚者可以多按摩此穴。在按摩足三里穴后，往往会饭量增加，食欲大增，改善脾胃消化不良的病症，可提高身体免疫力。

足三里穴位于腿膝盖骨外侧下方凹陷往下约四指宽处。每次按摩时间不宜过长，以 10~15 分钟为宜，按摩时力度适中。

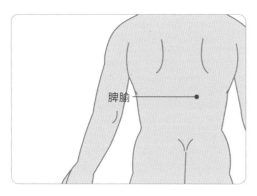

脾腧

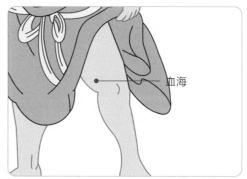

血海

长夏除湿关键位：脾腧穴

脾腧穴归属于足太阳膀胱经，为足太阳膀胱经循路线上位于背部的背腧穴之一，常用于治疗胃溃疡、胃炎、胃痉挛、神经性呕吐、肠炎等。

各脏腑经气输注于背部，并与各脏腑相对应，与脾相对应的腧穴就是脾腧穴。脾腧穴位于背部，在第十一胸椎棘突下，脊中左右旁开两指宽处。按摩脾腧穴，可以强健脾脏的功能，起到健脾益气、祛湿化浊的作用，使脾运化水湿功能正常，将身体多余的水分排泄出体外，祛除湿浊，解除病症。

按摩脾腧穴时需要请人帮忙，双手拇指放在穴位上，先轻缓按揉，逐渐用力下压，产生酸麻感即可，然后用手掌摩擦该部位，使热感向内渗透，皮肤变得潮红就可以停止了。如此反复操作 5~10 分钟，每两天按摩 1 次。

女性保健常用穴：血海穴

血海穴是脾经上的穴位，其功能如其名，是治疗血证的要穴。女性以血为本，血海穴也是女性保健最常用的穴位之一，具有促生新血、引血归经的作用，能治疗各种与血有关的疾病。血海穴在大腿内侧，髌骨底内侧端上 2 寸股内侧肌隆起处，在股骨内上髁上缘，股内侧肌中间。按摩血海穴可以在每天脾经当令的时间，即上午 9:00~11:00，用指腹顺时针或逆时针轻轻揉按，每次 3 分钟，感到穴位处有酸胀感即可。

血海既能补血也能调血，疏通瘀血、改善血液运行不畅，缓解身体出现的瘙痒、贫血、皮肤色斑等问题。

两味中药消食健脾

脾胃需要温补慢养，调理脾胃除了注意日常饮食和生活习惯外，还可以选择中药调理。消化不良、脾胃不和、身体消瘦的人要注意挑选药效温和的药材。

神曲

性味：味甘、辛，性温。

归经：归脾、胃经。

功效：消积健脾、开胃和胃等。

用量：3~10 克。

适用体质：食积者。

禁忌：手足心热、大便干结、脾精不足，胃火盛者。风热感冒者、孕妇慎用。

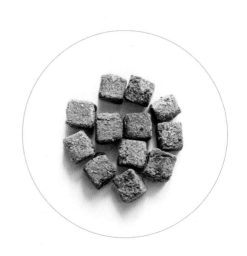

神曲是由杏仁、青蒿、苍耳草、红蓼等药加入面粉或麸皮混合而成。性温、味甘，有散气调中、健脾暖胃、消食化积的功效，主要用来治疗气胀、积食、食欲不振、腹胀腹泻、呕吐反胃、泻痢等病症，常与山楂、麦芽、陈皮等药材一起合用，健脾养胃、消食的功效更明显。

神曲可温胃化痰、利水消滞，可用于痰饮咳嗽、四肢水肿等。

脾胃虚弱者，脘腹胀满，神曲含有消化酶，可增加胃肠蠕动，促进食物的消化吸收，能起到助消化、除胀满的功效。神曲中苍耳草、赤小豆、青蒿也有抑菌作用。

小儿流口水

生姜 2 片，神曲 2 克，白糖适量，加水煮沸，代茶饮。

消积食：神曲山楂粥

原料：山楂 50 克，神曲 10 克，大米 30 克。

做法：用干净的纱布将山楂、神曲包成药包放入锅中，加适量清水。沸水煎煮 30 分钟后去掉药包，加入淘洗干净的大米，煮成稀粥即可。

陈皮

性味：味苦、辛，性温。

归经：归脾、肺经。

功效：理气健脾、食积腹胀、排出积气、燥湿化痰等。

用量：3~10克。

适用体质：脾胃气虚和脾胃气滞者。

禁忌：阴虚、口舌干燥、无痰干咳者不宜多用。不宜多服、久服。

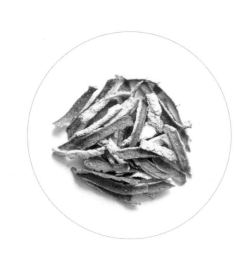

古有"百年陈皮胜黄金"的说法，陈皮由晒干的橘子皮制成，越陈越醇香，口感层次越明显。陈皮每年都需要晾晒、防霉、防虫，年份久远的陈皮并不多见。一般饮用普通的陈皮，其药用价值也很明显。

陈皮性温、味辛，可以调理脾胃，理气和中。陈皮中含有的挥发油对肠道有温和刺激作用，对消化不良、腹胀、积食等改善效果良好，可以排除肠管内积气，增进食欲。陈皮泡水气味芳香，有解腻的作用，尤其是在食用肉食等油腻食物后，可以清泡一杯陈皮茶。

陈皮是一味燥湿化痰、开胃健脾的常见中药，常与姜、细辛同煮，用于治疗寒痰咳嗽，有较好的平喘作用。陈皮入药对人的心血管有保护作用，可以增加血管弹性。陈皮可以与大米一起煮粥，有健脾消食功效。

止虚寒呕吐

陈皮3克，生姜5克，红枣3颗或红糖10克，水煎服，每日1次。

健胃消食

山楂25克，陈皮10克，炒麦芽25克，加水1升煎服。

生津开胃、化痰：陈皮牛肉

原料：牛肉500克，陈皮10克，高汤、蒜片、姜片、干辣椒、花椒、盐，酱油、白糖、醋、料酒各适量。

做法：牛肉洗净，切丁，油锅烧至八成热，入牛肉丁炸至略脆，捞出；锅内留油，下入干辣椒、花椒、陈皮煸香；放蒜片、姜片炒，加酱油、白糖、醋、料酒，下牛肉丁；加高汤，小火煨30分钟，收汁即可。

黄色和甘味食物补脾胃

"中央黄色，入通于脾，开窍于口，藏精于脾。"

脾脏在五行属土，与黄色相对，适当吃些黄色食物对脾脏有好处，可增强脾脏之气，强健脾脏主运化的功能。黄色食物多属甘味，脾多食甘则健，如南瓜、小米、黄豆、玉米等黄色甘味食物就可以起到健脾的作用。

黄色食物让脾胃和舒

现代人由于不规律的饮食和生活习惯，脾胃多有虚弱表现。便秘、胃胀、胃痛等问题时常困扰着人们。

脾胃宜慢养，多食用性质温和的食物可以起到很好的食疗作用，有助于预防胃炎、胃溃疡等。如软糯的南瓜性温、味甘，可起到补中益气、强健脾胃的功效。

南瓜与小米都是黄色食物，味甘，而且富含膳食纤维、维生素等，二者搭配煮粥是调理脾胃的常见做法。

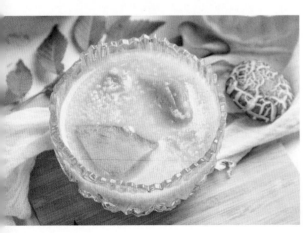

此外，一些白色食物对脾胃也有食疗功效，如山药、薏米。

薏米炒制以后可健脾、渗湿、泻水，具有利水消肿、健脾祛湿、清热排脓的功效。

山药性质缓和，不寒不燥，补气而不滞，养阴而不腻，以补脾胃的功效最为显著，可用于脾胃虚弱、体倦者。

甘味食物补身养体

中医认为，甘味入脾。脾的作用主要是运化水谷精微，甘味食物具有缓急、润燥的作用，能够帮助脾运化。

"甘走肉"，甘味食物有润养肌肤的作用，脾功能健运，机体就会形态丰满，面色红润光泽，还能补益其他脏腑。

因此，气血不足、身体虚弱的人也可以多食甘味食物，可逐步改善体质，强健身体。需要说明的是，甘味食物不是指含糖量高的食物。

补脾养胃的食物

南瓜

南瓜性温、味甘，入脾、胃经，具有解表、润肺、健脾、促进身体发育、保护胃黏膜的作用。平时消化不好、手脚冰冷、易疲倦、贫血的人可多食。

木瓜

木瓜含有丰富的木瓜酶、B族维生素、维生素C、钙、磷等。此外，木瓜含有木瓜蛋白酶，能够促进对食物的消化吸收，起到健脾消食的作用。

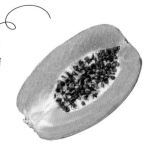

山药

山药性平、味甘，具有强健脾胃、滋补肝肾的功效。山药可补气，用于辅治因气虚引起的头昏乏力、腰膝酸软、食欲不振等症，适合体质虚弱的人食用。此外，山药属谷薯类，既能提供能量，又几乎不含脂肪，可以作为减肥食物来吃。

土豆

土豆性平、味甘，能健脾和胃、益气调中。土豆富含膳食纤维，可促进肠道蠕动，帮助消化，防止便秘。脾虚之人常食用土豆，可缓解肠胃不适、腹胀等。

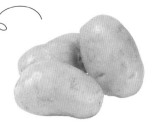

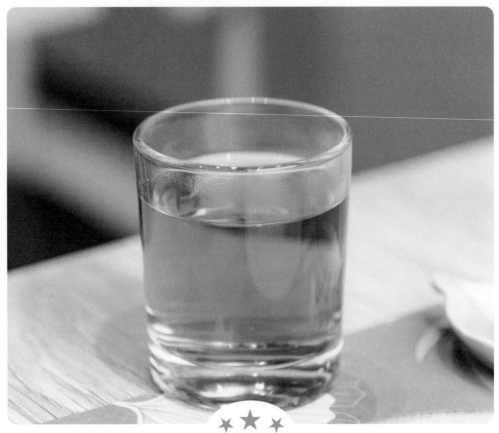

★★★
■ 养脾胃食谱精选 ■

大麦茶

原料： 炒大麦适量。

做法：

1. 将炒大麦放入锅中，加适量水煎煮。
2. 煮 10 分钟后，饮用即可。

> **营养功效：** 大麦味甘、性平，有消食除胀、平胃止渴、益气调中、强脉益肤、充实五脏、宽肠利水的功效。大麦茶还具有健脾作用，经常积食和消化不良的人可用大麦茶代水饮。大麦茶适合单泡，不适宜搭配其他茶。大麦茶可回乳或减少乳汁分泌，故女性在怀孕期间和哺乳期内忌食。

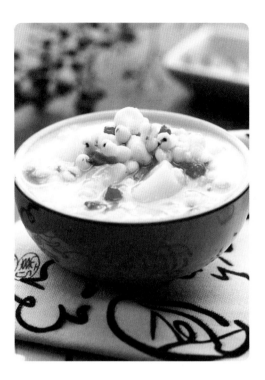

薏米山药粥

原料： 薏米 30 克，山药 50 克，大米 20 克，枸杞子适量。

做法：

1. 薏米、山药、大米、枸杞子洗净，山药去皮、切段，然后一起加入适量清水，大火煮沸。

2. 转小火熬煮成粥即可食用。

营养功效： 薏米具有健脾祛湿、舒筋除痹、化痰的功效。山药性味甘平，可补养五脏，益气养阴，又能收涩，适合消化不良性腹泻、大便溏泄、全身无力者食用。

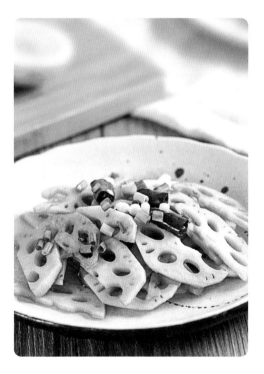

炝炒藕片

原料： 莲藕 250 克，葱末、盐、白醋、干辣椒各适量。

做法：

1. 莲藕洗净，去皮，切片，入沸水焯烫至熟。

2. 油锅烧热，放入干辣椒炝炒，再放入藕片翻炒，倒入白醋、葱末，出锅前放适量盐调味即可。

营养功效： 莲藕气味清香，口感脆嫩爽口，既可以生吃，也可以烹饪成菜肴。生藕可消瘀凉血、清热除烦，熟藕可健脾益气、补血养心。

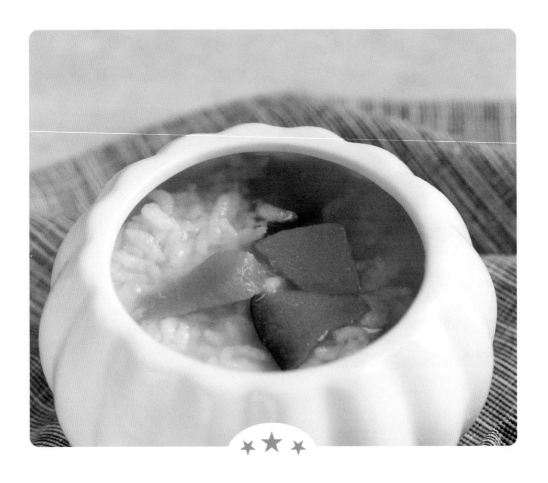

南瓜粥

原料：南瓜 100 克，大米 50 克。

做法：

1. 大米淘洗干净，用水浸泡 1 小时。

2. 南瓜洗净，去皮，切片。

3. 大米放入锅中，加适量水，大火煮沸后转小火再煮 20 分钟。

4. 放入南瓜片，小火煮 20 分钟至粥稠即可。

营养功效：南瓜粥具有一定的补中益气、健脾和胃、清肺止咳的作用，其中含有一定的膳食纤维和碳水化合物，可以增加饱腹感，促进肠道蠕动，加速身体代谢。南瓜中含有的胡萝卜素可以改善视力。

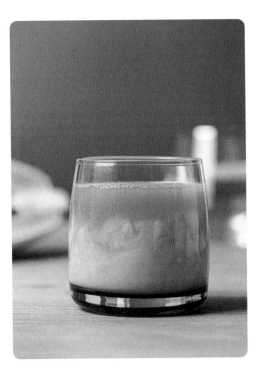

蜂蜜牛奶木瓜

原料： 鲜牛奶 250 克，木瓜 200 克，蜂蜜适量。

做法：

1. 木瓜洗净，去皮除子，切块。

2. 将木瓜块倒入锅中，加入牛奶和适量水，大火烧开后转小火慢炖至木瓜软烂。

3. 加适量蜂蜜调味即可。

营养功效： 木瓜具有平肝舒筋、和胃化湿的功效。蜂蜜含有多种营养素，对胃肠功能有调节作用，对脾胃不适者有一定的食疗功效。

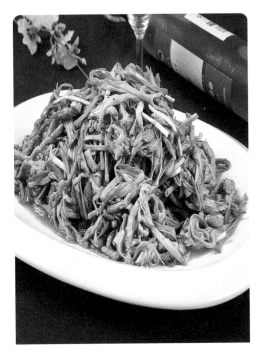

黄花菜炒肉

原料： 干黄花 50 克，猪肉 150 克，生抽、葱丝、姜丝、盐各适量。

做法：

1. 干黄花浸泡 20 分钟，沥干；猪肉洗净，切丝。

2. 油锅烧热，放入肉丝翻炒，再放入葱丝、姜丝炒香，然后放入黄花菜翻炒。

3. 出锅前加入生抽、盐即可。

营养功效： 黄花菜具有利尿消肿、健脑、降低胆固醇、通便的功效，适合体湿的人食用。但黄花菜生食有毒，食用前应用沸水焯一下。

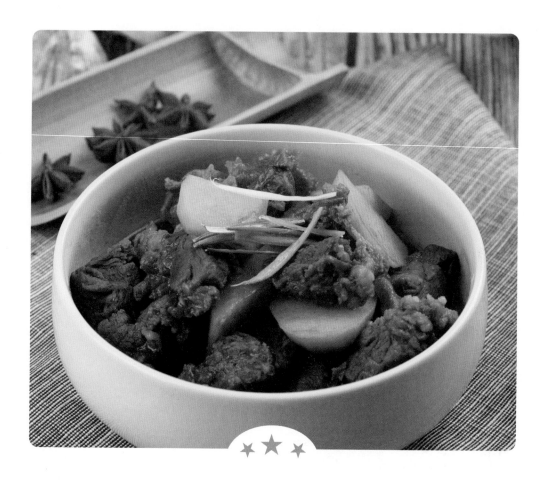

土豆炖牛肉

原料： 牛肉 200 克，土豆 150 克，料酒、酱油、盐、葱丝、姜片各适量。

做法：

1. 牛肉洗净，切块，下锅焯烫 2 分钟，捞出后用盐、葱丝拌匀腌制 15 分钟；土豆去皮，洗净，切小块。

2. 油锅烧热，放入牛肉块翻炒，加入料酒、酱油，放入土豆块翻炒 5 分钟。

3. 锅中加入适量清水，放入姜片，大火煮沸，转小火慢炖 60 分钟，最后加盐调味即可。

> **营养功效：** 土豆对脾胃虚弱、便秘的人有一定食疗作用。牛肉是性质温和的滋补品，具有养血补气、强筋壮骨的功效。而且牛肉富含优质蛋白质，脂肪较低，肥胖者、动脉硬化者吃牛肉更为适宜。

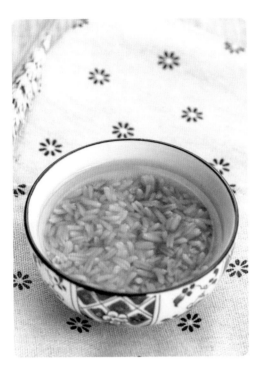

燕麦粥

原料： 燕麦 30 克，大米 50 克。

做法：

1. 大米淘洗干净，用水浸泡 30 分钟。

2. 将燕麦放入锅中，加适量清水，大火煮沸后转小火煮 20 分钟，加入大米再煮 30 分钟即可。

营养功效： 燕麦富含膳食纤维，能刺激肠胃蠕动，缓解便秘，具有控糖、降脂、降血压、养颜护肤等功效。大米能够促进胃肠道蠕动，改善便秘，有健脾暖肝的功效。

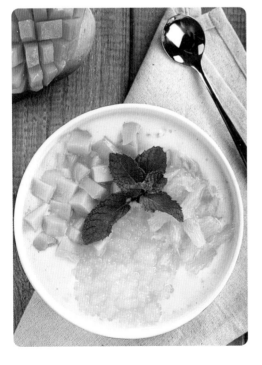

芒果西米露

原料： 芒果 1 个，牛奶 200 毫升，西米、蜂蜜、薄荷叶各适量。

做法：

1. 芒果剖开，划十字刀取出果肉。

2. 锅中水开下入西米，大火煮 15 分钟，关火，闷至西米透明。

3. 将西米捞出过凉，倒入芒果丁、牛奶、蜂蜜，再用薄荷叶点缀即可。

营养功效： 芒果可促进排便。西米是健脾补肺的良品，可起到化痰、促消化的作用。

第六章

调养肺脏气魄足

　　"肺者，气之本，魄之处。"肺主气，司呼吸，是身体清气和废气的交换场地。通过肺不断地吐故纳新，使身体内的气与外界交换，促进新陈代谢，维持机体正常生命活动。中医称肺为"娇脏"，是人体抵御外邪的一道屏障，很容易受到伤害，需要细心养护。

从中医看肺脏

肺与心都居于膈上。肺在身体的上位，高邻于心。心被称为"君主之官"，肺近君犹之宰辅，故称为"相傅之官"。中医的肺系统包括了肺、大肠、皮、鼻、毛、涕。因此肺在液为涕，在体合皮，其华在毛，在窍为鼻。肺是一个对人体各种生理功能具有调节作用的重要器官。

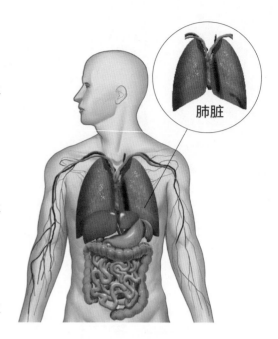

肺脏

肺脏的特点

肺位于胸腔，左右各一，在人体脏腑中位置最高，故也称肺为华盖。

娇脏

肺清虚娇嫩，外界环境变化最容易伤及肺。肺容易受自然界寒、热、湿等邪气侵犯，不耐寒热，肺体清虚，不容异物。肺在窍于鼻，鼻子是气体得以出入的通道，与肺直接相连，因此外邪侵袭易从口鼻而入，伤及肺部，从而表现出呼吸道症状、皮肤干燥等问题。中医对于治疗肺病也主张用药以轻、宣散为宜，过寒、过热、过燥的药剂都不适用。

向外宣发、向内肃降

肺具有向上、向外宣发，向内、向下肃降的特点。肺气向外宣发能够将体内废气呼出，同时将脾运化至肺的水谷精微和津液上输给各个官窍，既能使津液化为汗液排出体外，还能润泽皮肤。

肺气向下、向内宣降可以吸入自然之气，并下达于肾，以滋补元气。同时将水谷精微和津液向下布散到肾，形成尿液。肺气肃降还可以排出呼吸道内的异物，保持呼吸畅通。

肺主气，不仅包括呼吸之气，也包括宗气，而起到主一身之气的作用，同时，调节全身的气机都需要通过肺得以输布。肺吸入的清气与脾胃运化的水谷精微相结合生成宗气，是一身之气的重要组成部分。肺有节律地呼吸，升降有序，全身之气也就通畅协调。如果肺的呼吸功能异常，就会出现气虚，表现为呼吸短促、声低气怯等，或者出现肺气壅塞而胸闷咳喘，还会影响宗气的生成。

通调水道、朝会百脉

肺气宣发、肃降将体内的水液上输头面官窍，下成尿液之源。因此肺参与全身津液代谢，具有通调水道的重要功能。如果肺功能不调，津液输布失常，就会导致体内津液代谢障碍，出现痰饮、尿少、浮肿等病症。

"肺朝百脉"指全身的血液都要会聚于肺，进而输布全身。心是统领血脉的基本动力，肺吸进的自然之气与水谷结合生成宗气，能够帮助血液运行。如果肺气不足，不能推动血液运行，会使身体出现心悸、胸闷等症。夜间3:00~5:00点是肺经当令时间，全身血脉经过肺进行气体交换，分配全身，最宜深睡，不打扰肺部工作。

肺脏的系统联系

肺精化生鼻涕

鼻涕由肺精所化，具有润泽鼻窍、防御外邪的作用，并且依赖肺的宣发功能。因此，如果肺精、肺气充足，鼻涕能够滋润鼻窍且不外流。如果寒气侵袭，肺气宣发失调，就会流清鼻涕；如果风热侵袭，肺气壅塞，就会流黄鼻涕；如果风邪入侵，就会鼻干喉燥。

由鼻子看肺

"鼻者，肺之官也。"鼻子和肺互为表里，通过看鼻子可得知肺好不好。一般情况下，鼻头出汗量较小。当身体感觉到热时，鼻头会少量出汗，这是正常现象。倘若鼻头经常出汗，出汗量大，并且伴有流鼻涕、呼吸不畅等现象，暗示肺气不足。

身体健康，鼻子的颜色是黄中透红，看着会较为红润有光泽，倘若鼻子的颜色变深，有发黑的迹象，逐渐由红变黑，预示着肺可能不太好。经常抽烟的人，肺部和鼻子长期受到香烟的迫害，鼻子容易发黑。

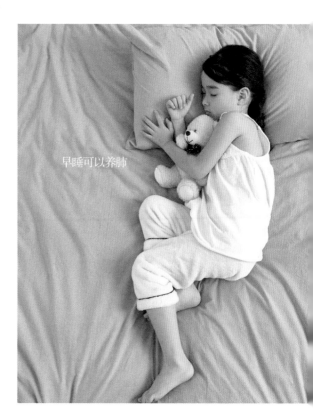

早睡可以养肺

秋天养肺正当时

"秋三月，此谓容平。天气以急，地气以明。早卧早起，与鸡俱兴。使志安宁，以缓秋刑。收敛神气，使秋气平。无外其志，使肺气清。此秋气之应，养收之道也。逆之则伤肺，冬为飧泄，奉藏者少。"——《黄帝内经·素问》

为什么秋天宜养肺

秋天，草木凋零，暑去凉起，一派肃穆萧索之景象，在五行中对应金。肺为清虚之体，肺气清肃下降与秋季气候清肃、空气明润相通应。"秋收、冬藏"，人体气血运行也应"收"之内敛，进而向"冬藏"过渡。因此，秋季也顺应肺的敛降特性。

肺喜欢润泽，厌恶燥热，但秋天雨水相对较少，气候日渐干燥。燥热容易犯肺，秋季常见肺燥的病症，主要表现为鼻干、口干、干咳少痰、皮肤干燥，有些人还会出现毛发脱落增多、口渴、便秘等症状，因此秋天需要养阴润肺，预防秋燥伤肺。秋季早晚温差较大，肺又为娇脏，外邪通常从口鼻入侵，直接攻击肺部，因此早晚干冷的空气容易侵害和损伤黏膜导致呼吸道疾病。

"自古逢秋悲寂寥。"秋天黄叶满地、秋风萧瑟、白云淡远，一年好景将尽，目睹花谢花飞不免悲从中来，中国自古就有伤秋寄悲之语。肺在志为悲，忧、悲之情由肺气化生而来，悲忧过度可损伤肺气；肺气虚衰也会产生悲忧情绪。因此需要调节自己的情绪，避免过悲伤肺。

此外，除了外邪中的燥邪、风邪、寒邪等入侵体内，损伤肺部，体内肝火也会伤及肺部。肝属木，肺属金，肝火伤肺，中医叫作"木火刑金"。因此秋季养肺要注意平肺火以润肺。

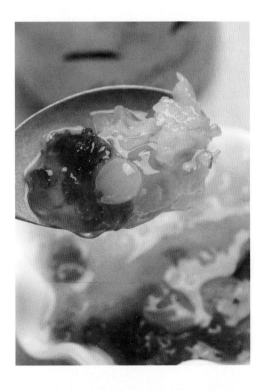

秋天如何养肺

呼吸新鲜空气

肺主呼吸之气，清气吸入，浊气排出，上下气和畅通。保养肺脏首先要远离使它易受损害的污浊之气，比如雾霾、烟雾、油烟等有害气体，污浊的空气会导致肺泡内痰饮积滞，堵塞气道。秋季养肺应多到户外呼吸新鲜空气，大风、阴霾天等空气污浊的情况下最好少出门，做饭时打开油烟机，去污染比较重的地方要戴好口罩、做好防护，减少吸入有害气体。

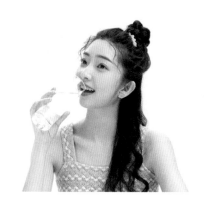

适当运动

运动能够提高肺功能。人在运动时需要进行深呼吸，使呼吸通畅，进而扩大肺活量，改善肺功能。平时多进行有氧运动，每天运动 30 分钟，可以帮助肺排出垃圾。如果没有时间运动，可以进行大笑练习或做深呼吸，促进肺部扩张，帮助肺部排出残留的二氧化碳。

秋季天气清爽，红枫满山，遍地落叶，正是畅游郊野、登高望远的好时节。因此秋季运动可选择登山、散步、郊游等。但老年人不宜过度劳累。外出运动最好别太早或太晚。

适当多饮水

秋季气候干燥，容易损耗津液，使体内失去水分。因此秋季常见皮肤皲裂、干燥等症状，此时养生应养护肺阴，及时补充水分。建议秋季每天比其他季节多饮水 500 毫升以上，以保持肺脏与呼吸道的正常湿润度。此外，可以喝一些滋阴养肺的茶，比如百合茶、桂花茶、丁香茶等。秋季咽鼻干涩，可取一杯热水，用鼻子对准杯口吸入蒸汽，利用热蒸汽滋润鼻道，每次 10 分钟即可，还能起到预防感冒的作用。

早卧早起

"早卧早起，与鸡俱兴。"秋天进入了阳消阴长的过渡阶段，夜凉昼热，日常起居也应当顺时令的变化，调整为早卧早起。秋季晚上 9:00~10:00 点入睡，早晨 6:00~7:00 点起床比较合适。早卧可养护人体阳气，顺应阴精的收藏；早起可以使肺气得以舒展，顺应阳气的舒张。

生活小细节，健康大养生

肺为娇脏，维持着呼吸。护养肺脏要注意远离对肺有危害的香烟。吸烟导致的慢性阻塞性肺疾病是危害人体健康的杀手。此外，肺开窍于鼻，风寒等邪气会通过口鼻侵犯肺，日常生活也要注意远离寒气。尤其是夏季，不要长时间待在空调房里。

吸烟对肺危害大

吸烟会对神经系统产生刺激，从而产生短暂的兴奋，因此很多人会养成吸烟的习惯。吸烟最伤的就是肺，想要养肺，一定要远离烟草。

吸烟时，烟中的许多有毒物质可进入呼吸道、肺部，如尼古丁、烟焦油、亚硝胺、一氧化碳等。在香烟被点燃后，烟雾也包含很多刺激性、毒性和致癌性物质。因此，无论是吸烟，还是吸二手烟，都会对身体造成很大危害。

香烟的烟雾会使支气管黏膜的上皮细胞，尤其是纤毛细胞，发生坏死脱落，这些纤毛细胞对呼吸道是非常重要的，它们能够清除有害物质，对身体起到保护作用。如果纤毛细胞受到损害，身体会特别容易发生感染，导致生病。吸烟者多咳嗽、吐痰，就说明纤毛清洁机制受损，肺脏受到损害。

冷饮和寒风易伤肺

风邪、寒邪常叠加侵袭人体，风寒入肺，引起咳嗽。寒邪伤肺首先从皮毛入侵，经由腠理损伤肺脏。

因此，天冷时要及时增加衣物，尤其是冷风天气，要做好口鼻防护，保护好头颈部位。肺功能不好的人要避免寒冷天气外出。

寒邪侵害人体的另一个方面就是冷饮。中医认为，养肺需要注意两点，第一是要少吃辛辣食物，第二就是要少吃过寒的食物。"形寒饮冷则伤肺"，喝过凉的饮料会对身体产生冷刺激，容易导致咳嗽、咳痰、声音嘶哑等现象。

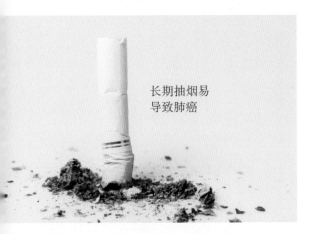

长期抽烟易导致肺癌

按摩喉鼻，预防呼吸道疾病

鼻是气体进出的重要门户，也是防止细菌、灰尘和烟雾侵入人体的第一道防线。鼻窍通畅，嗅觉灵敏，说明肺气升降调和。按摩刺激鼻子能够通宣肺气，疏通经络，对过敏性鼻炎也有预防和缓解作用。按摩鼻翼还能调理肠胃功能。

按摩鼻根

鼻根又称鼻梁。胃经起于鼻翼旁，左右侧交会于鼻根部，通过按摩鼻根，可以调节胃经。如果白天思虑过重，晚上无法安眠，按摩鼻根可以起到宁心安神的作用。按摩鼻根尤其适合长期戴眼镜的人，因戴眼镜鼻根长时间受到压迫，按摩鼻根可以疏通气血。鼻根受过骨折、损伤者不宜按摩。

揉按时用拇指与食指轻轻捏起鼻根，再轻轻放下，感到略有酸胀感为宜，重复 15~20 次，再用双手食指快速摩搓鼻根双侧，上下 20 次，以鼻根部位微红、发热即可。

捏按鼻翼

将拇指与食指同时放在鼻翼两侧，轻轻捏起鼻翼再放下，反复捏按 20~50 下。

按摩鼻外

用拇指、食指夹住鼻根两侧，然后由上而下拉 10~15 次。按摩鼻外能够促进鼻黏膜的血液循环，有利于鼻黏液正常分泌。

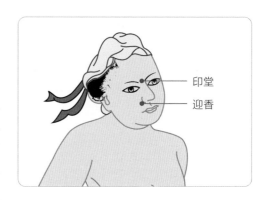

印堂
迎香

轻按迎香穴

迎香穴位于鼻翼外缘中点旁，具有通利鼻窍的作用，有助于改善鼻子局部血液供应。按摩时左右两手中指或食指点按迎香穴 10~15 次，略有酸胀感为宜。

按摩印堂穴

印堂穴位于前额部，两眉间连线与前正中线之交点处。用食指或中指指腹交替按摩印堂穴，可增强鼻黏膜上皮细胞的增生能力，刺激嗅细胞，使嗅觉灵敏。

秋来不让愁伤肺

"肺在志为悲（忧）"，悲或忧同属于肺志，由肺气化生而成，是人体情志的一部分。悲伤的情绪和我们的日常生活密不可分，是生命的一部分。但过度忧愁，会损伤肺气。过度忧伤会让气耗散。一个人总是忧伤，悲伤之气郁结于肺，肺气就被损耗了，表现为精神不振、意志消沉、胸闷气短、懒言乏力。

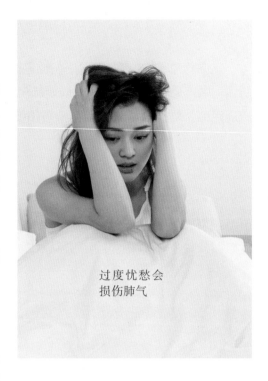

过度忧愁会
损伤肺气

适当悲伤表示情感的深切

悲伤看似是一种不好的情绪，很多人努力追求快乐，摆脱悲伤。追求快乐是人的天性，我们得到时会快乐，满足时会幸福，成就时会愉悦。但快乐和悲伤是一枚硬币的两面，如果我们不会因为失去而悲伤，就不会因为得到而感到真正的快乐和幸福。

其实，当人遇到悲伤的事情进而感到悲伤，是正常的心理机制。悲伤是一种自我疗愈，是表露情感的一种方式。莎士比亚说过："适当的悲伤表示情感的深切。"我们生命中会经历很多不快，甚至悲痛欲绝的事，但是那些曾经悲伤的事情能帮助我们认识、面对相同的危险情况或逃避某种令人悲伤的境地，对人起到一种保护作用。

心理学认为情绪能够引导人做出判断，进而去行动。无论哪一种情绪都可以改变大脑处理信息的方式。当人感到兴奋、愉快时，大脑会在潜意识里依赖已有的经验和知识做出决定。当感到悲伤时，大脑会更加关注外部世界的新信息，悲伤促使人深刻地思考，使人的思维方式变得更具体、更系统、更可靠。

我们只有直面自己的悲伤，才能在面对他人同样痛苦的时候，产生强烈的共鸣心和同理心。悲伤的情绪使人变得慈悲、温柔。

过忧伤肺，切忌哀愁不止

忧伤肺

人体的情绪会使身体产生反应，比如焦虑的情绪会引起消化道蠕动减弱，出现食欲不振；愤怒会导致肾上腺激素分泌增加，出现血压、血糖升高。悲伤情绪对肺功能的影响很明显。肺通调水道，调节全身津液代谢，宣发体内的浊气，肃降自然界的清气并向下输布。

人在极度悲伤的情绪下会出现胸痛、憋气等症状，这是由于肺气可助心行血，而情绪刺激进而导致心脏供血不足，引起短暂的缺血症状，甚至出现抽泣以及肺宣降失调导致的气机不畅。

"悲则气消"，长时间悲伤、忧愁的情绪会消耗人体的正气，"气"代表着力量，身体没有力量了就会感到非常疲劳乏力。情绪的变化直接影响人体的气机运畅。因此，保持肺气顺畅，首先要有一个良好的心情。

悲伤心者，以喜胜之

喜就是开心的意思。开心时笑一笑，对肺好。当人在开怀大笑的时候，胸部的扩张能力增强，能够起到宣

肺养肺的作用，还可以帮助清理呼吸道的异物，使呼吸变得顺畅，从而保持肺部的健康。

笑一笑，心情会变得舒畅。"喜则气和志达，荣卫通利，故气缓矣。"适度开心可以使心情舒畅，悲伤的情绪能被抑制住。适度的开心、愉悦的情绪会使大脑中枢神经处于兴奋状态，能够缓解负面情绪，还可以起到减压的作用。另外，肥胖的人也应该多笑一笑，人在笑的时候身体大部分肌肉会抽动，可以帮助消耗能量。笑可以消除悲伤给身体带来的负面影响。

《医苑典故趣拾》记载了喜胜悲的故事：清代一位官员，抑郁寡欢。家人请大夫诊治，当大夫问完其病由后，诊断为"月经不调"。那位官员听罢，大笑不止，说道："我堂堂男子焉能'月经不调'，真是荒唐极点了。"此后每想到这事，就会大笑一番，乐而不止。这是大夫故意说错话引起他发笑。

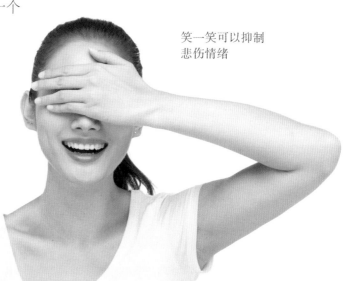

笑一笑可以抑制
悲伤情绪

肺脏求救有信号

肺是我们的呼吸器官，居于五脏六腑的最高位，被称为"华盖"。肺与大肠相表里，开窍于鼻，主皮毛，因此肺部受到伤害，会直接反映在鼻子、皮肤以及消化排泄上。

肺病警报站

信号一：频繁的咳嗽

肺不好的人最常见的症状就是咳嗽。咳嗽是因为肺部毛细血管受到了刺激。夜间寅时是气血运行至肺经的时段，肺功能不好的人往往会在这个时段醒来，并伴有咳嗽、胸闷等。

信号二：胸闷气短

肺部的扩张和收缩能够及时地吸进氧、排出二氧化碳。肺距离胸口较近，若是肺不好，容易造成呼吸道阻塞，出现胸闷气短的情况，甚至胸口出现疼痛。这都是不可忽视的问题，需要及时到医院检查。

信号三：免疫力下降

肺对气血有治理和调节作用，肺气充沛，宗气旺盛，气血运行正常。如果肺功能失常，间接影响人体气血的运行，导致人体免疫力下降。如果经常生病感冒，就要警惕肺部是否出现问题。

信号四：皮肤不好、脱发

肺主皮毛，上至头面诸窍，外达全身皮毛肌腠，都需要肺来运化营养以达到濡养的目的。如果肺功能不好，无力布散气血给皮毛，皮毛得不到滋养，会出现自汗、多汗或各种皮肤问题，比如皮肤粗糙、毛孔粗大、头发焦黄、大量脱发等。如果肺热、肺部毒素太多，就容易脸部长痘，尤其是眉心位置。

信号五：便秘

肺与大肠相表里，肺气肃降与大肠传导功能相互作用。如果肺气壅塞，无力肃降，腑气不通，就会出现便秘。因此经常咳嗽、胸闷的人常会伴有便秘问题，这时调理肺脏功能才是根本。

腹式呼吸法增强肺功能

腹式呼吸是一种基础的呼吸方法，不同于我们日常的胸式呼吸，腹式呼吸能够更大限度地调动肺泡，吸入更多空气，增大肺活量。腹式呼吸法简单易学，无论是处于站位、坐位，是在工作还是休息，都可以随时随地练习。

腹式呼吸法的几个要点

第一，取仰卧位或舒适的坐姿，精力集中，放松身体。

第二：吸气时，肚皮最大限度地鼓起，胸部保持不变。

第三：呼气时，肚皮最大限度地缩紧，胸部保持不变。

第四：呼吸时，注意力集中在呼吸上，保持呼吸节奏一致，做到深、长、匀、细。每次呼吸掌握在 15 秒左右，深吸气鼓起肚子保持 3~5 秒，屏息 1 秒（体质好的人，屏息时间可延长），然后呼气缩紧肚子 3~5 秒，屏息 1 秒。每天早晚各练习 1 次，每次 5~15 分钟。

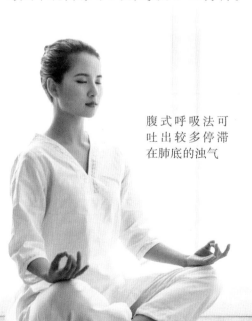

腹式呼吸法可吐出较多停滞在肺底的浊气

腹式呼吸法的保健功效

腹式呼吸法会使横膈上下移动，增加横膈活动范围。吸气时肚子膨胀，横膈下降，把脏器挤到下方，吐气时横膈上升，呼出较多易停滞在肺部的二氧化碳。

研究表明，横膈每下降 1 厘米，肺通气量可增加 250~300 毫升。腹式呼吸使横膈上下活动范围增大，能够吸入更多的空气，加强肺的呼吸功能，使更多的肺泡在换气中得到锻炼，改善肺部血液循环，延缓老化。坚持进行 3 个月的腹式呼吸锻炼，有助于肺功能的改善。

肺在匆忙呼吸中，无法得到充分的锻炼。每次换气量都很小，会使体内二氧化碳累积，如果再加上缺乏锻炼，长时间用脑，容易出现乏力、嗜睡、头晕等表现。

腹式呼吸法可以改善心肺、脾胃功能。此外，我们的腹部有大量经络经过，用腹式深呼吸法呼吸，能够促进腹部经气畅通。

按摩穴位有功效

　　经络连接五脏六腑、四肢百骸，也是我们可以通过体表调理内脏的方法之一。肺经上穴位不多，这些穴位都善治和呼吸系统相关的疾病。肺经位于手臂内侧，容易找到。日常按摩可以不用找准穴位，按着经络敲打，左右交替，也可以起到预防疾病、强身的作用。

肺经

【包含穴位】中府、云门、天府、侠白、尺泽、孔最、列缺、经渠、太渊、鱼际、少商，左右各 11 穴。

【功能主治】治疗咽喉痛、头颈部疼痛、咳喘、发热以及经脉循行部位的其他疾病。

【保健功效】敲打、按摩肺经，保持肺经通畅可以提高人体免疫力。寅时 3:00~5:00 经脉气血流注肺经，这时人正在熟睡中，可以在卯时 5:00~7:00 大肠经当令时敲打肺经。肺与大肠相表里，敲打肺经再按摩大肠经，既能养肺，还可以通便排毒。经常按摩肺经对预防秋冬季流行性感冒和其他外感疾病很有帮助。

肺经的气血之府：中府穴

　　"中"与外相对，是内部的意思。"府"，脏腑也。中府穴指汇集五脏六腑的气血用来供给肺经各个巡行位置。本穴也为肺经首穴，是肺经经气深聚之处，具有止咳平喘、肃降肺气、清泻肺热、通经活络等功效。

　　中府穴位于胸部外侧，云门穴下1寸，横平第一肋间隙处，距前正中线6寸，或者将上臂外展平举，肩关节部位会出现出两个凹陷，第一个凹陷中即为本穴。

　　按摩时除拇指外四指并拢，稍微用力按摩穴位，轻揉 2 分钟即可，会有明显的酸胀感。每天按摩 1 次，可以增强肺气，止咳平喘。

　　如果无法找准定位，可以手握空拳轻轻拍打大致位置，也可以起到调理的作用。拍打时如果出现胸闷、气胀，恰恰说明肺脏不好，需要坚持按摩、拍打此穴。

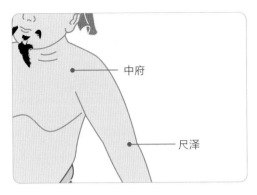

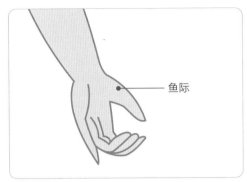

泻肺热补肾水：尺泽穴

尺泽穴是手太阴肺经合穴，五行属水，喻手太阴脉气至此象水的归聚处。尺泽穴是肺经经水汇集之地，也是补肾要穴。肺属金，肾属水，金能生水，肺气化肾水，肺气能将多余的能量转移到肾经上去，以此可以祛除肺热。此外，肾水可滋养肝木，使肝火得平，所以此穴不仅可以治疗发热、咽喉肿痛、痰黄、气喘等，还可以治上实下虚的高血压、哮喘、遗尿等症。

尺泽穴位置在肘内侧横纹上偏外侧一个拇指宽的凹陷处，简单说即胳膊肘的凹窝处。按摩时用拇指指腹放在该穴上，轻轻揉按3~5分钟，有酸胀感为宜。

现代临床中，尺泽穴常用于感冒、咽炎、喉炎、扁桃体炎、支气管炎、急性肠胃炎、乳腺炎、腰扭伤、中风后遗症、小儿惊厥、百日咳等病症的治疗。

简单方便搓一搓：鱼际穴

鱼际穴位于大拇指根部和手腕关节连线的中点。此穴是肺经荥穴，具有清泻肺火、清宣肺气的作用，可以治疗肺炎、咽炎以及外感风热、阴虚内热等病症。此外如果声音沙哑或者无法出声，也可以按摩此穴。按摩鱼际穴还可以调节孩童的肠胃问题，帮助打开胃口。

按摩时用一只手的拇指轻按鱼际穴，有酸胀感为宜，每次按摩5分钟，双手交替，每天1~2次即可。也可以双手对搓鱼际穴，对搓时会感到手掌发热，长期坚持可以提高抵御外邪的能力，对感冒早期的症状，如鼻塞、流鼻涕等有缓解作用。

现代人多用电脑，手常握鼠标会引起手腕和胳膊酸痛，按摩鱼际穴可增强手部血液循环，使肌腱柔软度增加，缓解疲劳。

两味中药润肺

肺是一个脆弱的器官,热邪、寒邪、燥邪侵犯人体,最容易受到伤害的就是肺,所以很多人在患病后都会首先引发咳嗽。平时要多注重保养肺部,增强肺部的抗感染能力。很多中药有养肺润燥的功效,这里推荐两味中药。

玉竹

性味：味甘,性微寒。

归经：归肺、胃经。

功效：养阴润燥,生津止渴。用于热病阴伤、咳嗽烦渴、咽干口渴,虚劳发热等。

用量：6~12 克。

适用体质：阴虚体质。

禁忌：胃有痰湿、气滞者忌服。虚寒证及大便溏稀的人亦忌用。

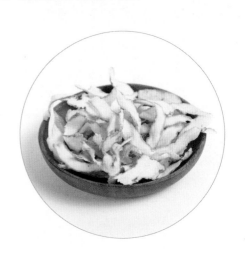

玉竹具有"补益五脏,滋养气血,平补而润,兼除风热"的功效。

玉竹味甘,善于滋阴,可以辅治肺阴虚导致的咳嗽少痰、咽舌干燥、津少口渴,起到润燥润肺的作用,属滋阴养气补血之品。同时,玉竹对脾胃温和不刺激,因此久服也不会伤及脾胃。心火气盛也可以用玉竹煮汤服用,可以降心火,清心养阴。

玉竹中含有的植物功能成分具有强心作用,可以增强心脏搏动,对心悸、心绞痛、风湿性心脏病等引起的心力衰竭有一定治疗作用,同时有镇静神经和强心的作用。

玉竹直接泡水饮用,对降血脂效果也较好。此外,玉竹具有滋润肌肤、治疗慢性皮肤炎症的功效。

气虚乏力：玉竹瘦肉汤

原料：玉竹 10 克,猪瘦肉 250 克。

做法：煮汤服用。用于久咳痰少、阴虚乏力等症。

养阴润燥：玉竹粥

原料：鲜玉竹 10 克,大米 50 克。

做法：玉竹洗净,切碎,水煎煮后去浓汁,弃掉渣滓,加入适量水,与大米一同煮为稀粥。有养阴润燥的功效。

百合

性味：味甘，性微寒。

归经：归心、肺、胃经。

功效：润肺止咳，清心安神。用于阴虚燥咳、失眠多梦、虚烦惊悸。

用量：6~12克。

适用体质：哮喘、肺燥者。

禁忌：风寒咳嗽、脾虚便溏、脾胃不佳者忌用。

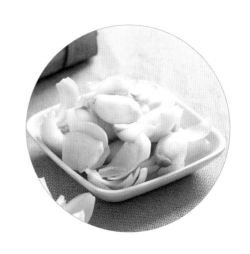

百合是润肺止咳的佳品，是一味药食两用的食材，具有滋阴润肺、通调水道的作用，可用于治疗肺痨、阴虚咳嗽、肺病吐血、久咳声哑等病症。

百合性微寒，味甘，能补肺阴、清肺热，因此可治疗阴虚肺燥之干咳少痰、咯血等；甘能补中，因此能够补中益气。

百合还能滋养胃阴，清除胃热，清热则气生，因此对强健脾胃也有一定作用，但百合不适合用于因风寒导致的咳嗽等病症，脾胃虚寒者不宜食用。百合滋阴效果显著，肾阳不足、肾脏虚弱的人也不宜多食。

百合入心经，具有宁心的功效，能清心除烦，用于热病后余热未消、失眠多梦、心情抑郁等病症。

百合中含有百合苷，可以改善睡眠质量，起到镇静、促进睡眠的作用。

百合中含有的生物碱能够抑制癌细胞增殖，搭配薏米效果更显著。每日服用百合水，有助于提高免疫力。

百合富含黏液质及维生素，有润燥清热的作用，同时有助于皮肤细胞新陈代谢。经常食用百合，可以达到美容的效果，还可以清除体内的有害物质，有延缓衰老的作用。

润肺祛燥：百合沙参饮

原料：百合、玉竹、沙参各10克，冰糖少许。

做法：三味中药加适量水煎煮，取汁水，去掉渣滓，加冰糖调服。此饮适用于秋燥所致的咽干口燥。

润肺止咳：百合苹果汤

原料：百合、玉竹各10克，陈皮3克，红枣5颗，苹果1个。

做法：将前4味洗净；苹果去皮，切片，一同煮汤。饮汤汁，食用百合、苹果、红枣等。此汤具有养心安神、润肺止咳的功效。

白色和酸味食物滋养肺脏

肺喜润恶燥，秋季养生应多食用滋养润肺的食物和饮食。以清淡为主，少吃辛辣燥热和寒凉的食物。秋天也要注意多饮水。

白色食物润燥养肺

《黄帝内经》中记载"肺属金，在色为白"。白色归于肺，食物中凡为白色者大多具有润肺作用。如白菜清热生津、百合滋阴润燥、山药益肺止咳、荸荠利湿化痰等，白色食物是养肺佳品。但因白色食物大多性偏凉，容易伤脾胃，对食物进行加热处理，可减轻寒凉之性，既养肺又不伤脾胃。秋天最重要的是养阴益气，既可以防止秋燥，还能温养肺气，应多吃山药、百合、银耳、猪蹄、莲子、藕、梨、枸杞子等食物，可以几种食物搭配食用，起到更好的养肺效果。

冰糖百合莲子银耳羹

原料：银耳、莲子、百合、冰糖各适量。

做法：银耳用清水泡开，撕碎备用，同百合、冰糖放入水中，大火煮开，放莲子，转小火熬煮至黏稠即可。

多酸少辛最合适

"辛入肺，走气"，辛味食物即麻味、辣味的食物，如辣椒、芥末、生姜、蒜、洋葱等。味道浓烈，刺激性强，具有宣发肺气、促进气血流通的特点，能够刺激食欲，打开味蕾，健脾开胃，温暖身体，但是这些食物会助燥伤阴，使身体内热加重。

经过春夏两季，气阴两虚，到金秋时节，燥气当令。燥邪侵入，易损耗人体的津液，表现为口唇干、舌干少津等，此时再多食辛味食物会加重体内的燥热。《饮膳正要》记载："秋气燥，宜食麻以润其燥。"肺主秋，性收敛，燥是秋季的主气，肺易被伤，应注意养阴、生津、润肺，有效防止秋燥。

酸味收敛肺气，辛味宣发肺气。根据秋天"燥"的气候特征，身体容易受其影响，表现出燥症，此时应该多酸少辛，滋润肺阴。

润养肺脏的食物

银耳

　　银耳味甘，性平，归肺、胃经，具有滋阴润肺、生津止咳、养胃益气、美容护肤等功效，适合阴虚火旺的人食用。银耳富含天然植物胶质，又具有滋阴效果，长期食用能够润肤养颜，祛除脸部斑纹。银耳清肺热，外感风寒者不宜多食。

雪梨

　　中医认为，梨性寒，味甘、微酸，归肺、胃经。据《本草纲目》中记载，梨"润肺凉心，消痰降火，解疮毒酒毒"，可用于治疗燥咳、热病津伤、消渴等。梨中含有丰富的葡萄糖和苹果酸等，能够帮助消化，预防便秘。

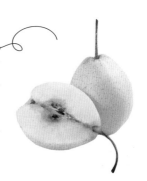

白萝卜

　　白萝卜味甘，性微凉，归肺、脾、胃经，具有消食下气、清热解毒、利水消肿的作用，可用于治疗积食胀满、咳嗽痰喘、胸闷腹胀、便秘等病症。民间有"十月萝卜赛人参"的说法，白萝卜能消食健脾顺气，因此气虚哮喘者不宜食用。

蜂蜜

　　蜂蜜味甘，性平，归肺、脾、大肠经，具有润肺止咳、补虚通便、解毒的作用。蜂蜜中含有果糖等，有助于促进肠胃蠕动，排出体内毒素，改善便秘。每天清晨空腹饮一杯蜂蜜水，不仅润肺，还能解毒养颜。

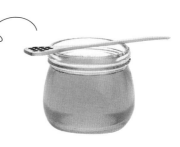

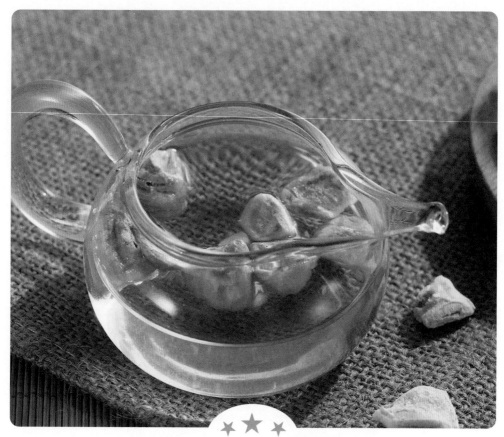

养肺食谱精选

罗汉果茶

原料：干罗汉果 1 个。

做法：

1. 罗汉果去壳，用手掰开，放入杯中。

2. 水烧开，放置 70~80℃，倒入杯中，盖上杯盖闷泡 5~8 分钟即可。

营养功效：可以镇咳祛痰、润滑肠道，对治疗气管炎、扁桃体炎有一定效果。长期抽烟、经常用嗓子的人可以多饮用罗汉果茶。因罗汉果性凉，身体偏寒的人不宜过多饮用。

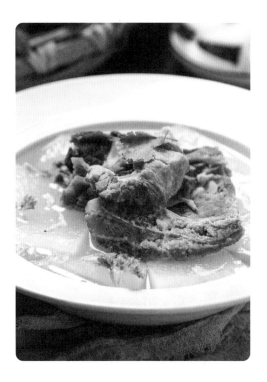

白萝卜炖排骨

原料：排骨 400 克，白萝卜 200 克，虾皮、姜片、盐、生抽、香菜末各适量。

做法：

1. 白萝卜洗净，切块；排骨洗净，入沸水中焯烫。

2. 油锅烧热，放入姜片爆香。倒入排骨翻炒，加适量生抽。

3. 锅中注入水，放入白萝卜块、虾皮，小火炖 40 分钟调入盐，撒上香菜末即可。

> **营养功效：**润肺止咳，滋补身体。白萝卜性凉，经过加热后，寒凉之气降低，搭配排骨，味道鲜美。

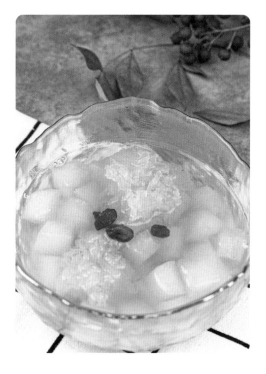

银耳梨汤

原料：梨 1 个，干银耳、枸杞子、冰糖各适量。

做法：

1. 梨洗净，去皮除核，切块；银耳提前泡发，去蒂，撕成小块。

2. 锅中放适量清水，倒入梨块、银耳、冰糖、枸杞子，大火煮沸，转小火煲 20 分钟即可。

> **营养功效：**银耳梨汤具有润肺止咳、下火、生津等功效，有肺燥咳嗽、干咳无痰、大便不通等症状者都可以常饮此汤，有滋补作用。

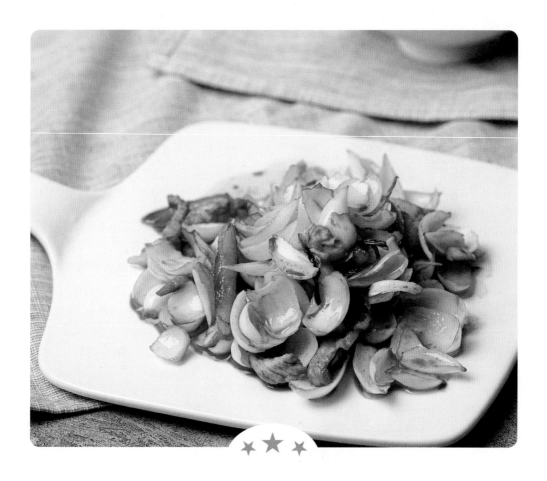

百合炒肉

原料： 猪瘦肉80克，鲜百合2个，葱花、蒜末、盐、蚝油各适量。

做法：

1. 百合掰成小瓣，入沸水中焯烫；猪瘦肉洗净，切片。

2. 油锅烧热，放入葱花、蒜末爆香，放入瘦肉片翻炒至变色，再放入百合继续翻炒，出锅前放入适量盐、蚝油调味即可。

营养功效： 百合味甘，具有补虚、清热的功效。归心经能起到清心安神的作用；归肺经能起到清肺润肺的作用；归胃经能起到养胃阴、清胃热的作用。百合可用于镇咳、平喘、祛痰、养阴及安眠等。久咳不愈的人应多吃百合。

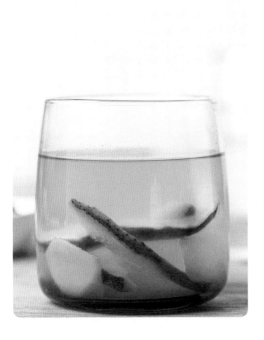

生姜橘皮茶

原料：生姜 12 克，橘皮 6 克，水适量。

做法：

1. 生姜洗净，切片。

2. 将姜片、橘皮放入锅中，加适量水，小火煎煮 20 分钟即可。

营养功效：生姜橘皮茶有化浊祛痰、散寒止咳的功效，适合寒咳有痰者饮用。生姜性辛温，属热性食物，阴虚肺燥者应少用。

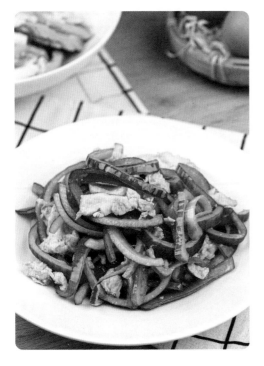

洋葱炒蛋

原料：洋葱 200 克，鸡蛋 2 个，盐、生抽各适量。

做法：

1. 洋葱洗净，切丝；鸡蛋打散。

2. 油锅烧热，放入鸡蛋翻炒，盛出。

3. 再起油锅，放入洋葱丝翻炒，放入鸡蛋，出锅前加盐、生抽调味即可。

营养功效：洋葱炒蛋一般人均可食用。洋葱具有辛辣味，能抗寒，有杀菌功效，具有发散风寒、温中通阳的作用。风寒感冒的人可以多食用洋葱。

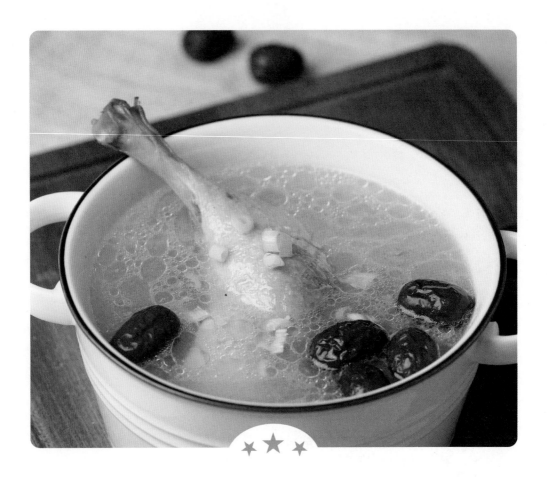

红枣鸭腿汤

原料： 红枣 5 颗，鸭腿 1 个，姜片、葱花、盐各适量。

做法：

1. 鸭腿洗净，入沸水焯烫，撇去浮沫，用温水洗净。

2. 锅中放适量清水，放入姜片、葱花、红枣，大火煮沸后放入鸭腿，转小火炖煮 1 小时。

3. 出锅前加盐调味即可。

营养功效： 秋高鸭肥，吃鸭正当时。鸭肉性寒凉，适合体热上火者食用。鸭肉营养丰富，可补充人体必需的蛋白质、维生素和矿物质；红枣养血效果好。红枣鸭腿汤有强筋壮体、消痰止咳、增强免疫力的作用。

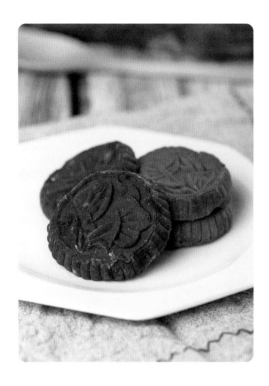

紫薯山药糕

原料：紫薯、山药各 200 克。

做法：

1. 紫薯洗净，去皮，切片，入蒸锅蒸熟；山药洗净，去皮，切段，入蒸锅蒸熟。

2. 将蒸好的紫薯和山药混合，压成泥状并揉成面团。

3. 将面团分成相同大小的剂子，放进模具中压成花形糕点。

营养功效：山药对肺虚咳嗽、脾虚泄泻、肾虚遗精、带下及小便频繁等症都有不错的食疗作用。

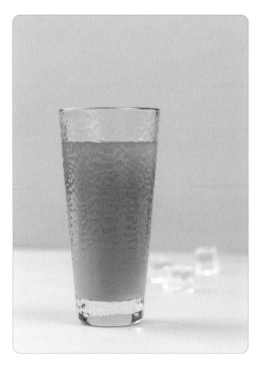

蜜柚汁

原料：蜜柚 1/4 个。

做法：

1. 蜜柚去皮，剥取柚肉。

2. 将柚肉放入榨汁机中榨汁即可。

营养功效：蜜柚是秋季时令水果之一，味甘酸、性寒，具有理气化痰、润肺清肠的功效。蜜柚含有丰富的维生素 C，可帮助身体吸收铁。蜜柚肉中富含类胰岛素成分，有控血糖、降血脂的功效。

第七章

调养肾脏寿命长

肾被称为人的"先天之本",是重要的功能脏器,能够生成、排泄尿液,促进骨骼生长、发育。就像是人体的发动机。肾为生命提供动力,人的后天之精就藏在肾中,精的充足与否是决定人健康和寿命长短的关键。因此,调理肾,就是在养惜生命。

从中医看肾脏

"肾者，作强之官"。人体的生长、发育和生殖都需要肾来保障。肾藏精，精生血，精血旺盛人体毛发润泽、浓密，筋骨强健、动作敏捷、精力充沛。肾是整个人体健康的保障大队长。中医的肾包括肾、膀胱、骨髓、耳及二阴、发、唾。

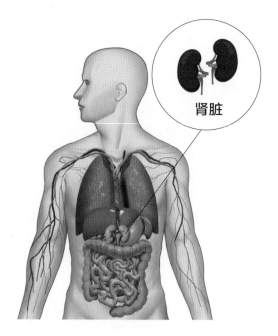

肾脏

肾脏的特点

肾左右各一，位于腰部脊椎两侧。

水脏

肾为水脏，具有调节人体水液代谢的功能，津液的生成、输布、排泄需要身体多个脏腑共同参与，配合完成。肾为脏腑之本，对津液代谢的各个环节都具有调控作用。此外，肾专主尿液的生成和排泄。津液输送到膀胱后，在肾气的气化作用下，或将清液上输于肺，或将浊液下降成尿液。

肾为水脏，喜湿润不喜燥。精属阴，被称为阴精。燥邪侵入时，灼耗津液，容易使肾阴精亏损，出现一些病症。肾位于人体的下部，属水，心位于人体上部，属火。肾气宜上升与位于身体上部的心气相交，从而能够维持身体的阴阳水火平衡。如果肾气不能上升制约心火，就会心火旺，出现烦躁、失眠等症。

肾藏精

肾对于精气具有闭藏作用。《黄帝内经》有"夫精者，生之本也"之说。肾精具有促进身体生长发育的作用，是生命活动的根本。肾精是肾脏工作运转的物质基础，肾精一方面来自于父母，被称为先天之精；另一方面来自于水谷精微，主要作用是生长发育，被称为后天之精。肾精、肾气二者相互促进，共同维持机体的生殖、发育。

此外，人体生殖器官的发育、生殖能力、性功能等都需要肾中精气来维持。因此，50岁以后，人体肾精、肾气衰减，就会出现女性绝经，男性精少的现象。精气衰竭，身体也会随之衰竭。养生保健、预防衰老要注意补益精气。

肾脏为脏腑之本

按照中医学的阴阳理论，阴阳具有无限可分性。肾中精气可分为肾阴、肾阳。肾阴具有滋养的作用，可以抑制各脏腑的功用不致太过亢盛，使精神内守，如果肾阴不足，精神躁动，就会出现一些阴虚内热证；肾阳是各脏腑阳气的根本，激发各脏腑的功能，温煦身体，使精神振奋，如果肾阳虚弱，身体常见一些虚寒证。

肾中精气可以上冲脑髓，使人精神旺盛，有较强的记忆力、判断和分析能力，性格表现出意志坚定、情绪稳定的特质。肾精还可以充养骨髓、骨骼等组织，促进骨骼生长发育，因此老年人保养肾精有利于益髓健骨，预防骨质疏松和牙齿早脱。肾藏精血，互相依生，因此肾精还具有化生血液、濡养脏腑的作用。

肾是人体之本，肾强盛意味着肾精充足，肾气旺盛。精气充盈机体强健，生命力旺盛，能够有效抵御外邪，提高人体免疫力。"足于精者，百病不生"就是这个道理。

从耳朵看肾脏

"肾开窍于耳"，听觉是否灵敏在于肾精的濡养。肾气通于耳，人就可以听见各种声音。如果肾气衰弱，听觉功能就会减退，表现为耳鸣或者耳聋。不少人到了老年，肾精减少，常会表现出听力不利。

在中医看来，耳朵红润有光泽、耳垂饱满、坚厚的人则先天肾精充足。相反，耳垂偏小且薄的人肾精不足。耳朵颜色呈现淡白色、怕冷，多是由于肾阳不足，这类人往往也会手脚冰冷、畏寒。耳朵出现红肿，多为上火症状，常见于肝胆火旺或湿热。

听觉是否灵敏在于肾经的濡养

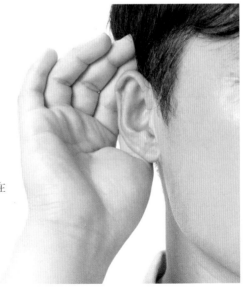

冬季养肾正当时

"冬三月，此谓闭藏，水冰地坼，无扰乎阳。早卧晚起，必待日光，使志若伏若匿，若有私意。若已有得，去寒就温，无泄皮肤，使气亟夺，此冬气之应，养藏之道也。逆之则伤肾，春为痿厥，奉生者少。"——《黄帝内经·素问》

为什么冬天宜养肾

天寒地冻的冬天，一派岁暮严寒、冰凌凛冽的景象，草木凋零，兽藏虫伏，自然界的万物多是以静谧闭藏以过冬时。此时养生要讲究养藏，养精蓄锐，不要过度消耗气血。

中医认为，肾在五行中属水，被称为水脏，与冬季相对应。冬季为水运，水在天为寒，在脏为肾。肾主藏，肾藏精是为封藏之本。冬天寒气较重，人体气血也随着冬藏之气而潜藏，人体中的阳气往内收藏。因此寒气直逼体内，最易消耗肾阳，使人体内的阳气比较微弱，所以这个时候要注意保暖，做好防寒措施，避寒就温，有利于蓄积阴精，保护阳气潜藏。

肾脏在冬天不仅需要维持身体正常的能量支出，还要为来年储存足够的能量。"冬不藏精，春必病温"，如果冬季不保养肾精，阳气被扰，人体易感受外邪，寒邪郁久化热，到了春天阳气升腾，伏热外发就会生"温病"。

临床表现为发热、口渴、心烦、小便短赤、舌红、脉数或细数。冬季养肾的根本是收敛而不是发散，要减少大汗淋漓的运动，汗液也是阳气外泄的一个途径。

"肾者水脏，主津液"，肾具有主持和调节人体水液的功能。在严冬，阳气潜藏，气血容易不足，从而使体内的水湿不能很好地排出体外。

此外，冬季气血趋向于里，皮肤也会变得封密，体内水分也不易从体表外泄，就需要经过肾的气化下注膀胱形成尿液，无疑会增加肾脏的负担，容易产生水肿，引发肾炎，所以冬天养生要特别注重肾的调理。

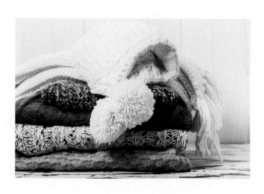

冬天如何养肾

宜吃温食

肾藏精，有先天之精和后天之精，后天养先天。后天之精主要来自脾胃运化的水谷精微。寒冷的食物容易损伤脾胃，使水谷精微不能很好地消化、吸收、布散，会导致肾精不足而生病。冬季气温较低，肾又喜欢封藏固摄，因此要多吃一些具有温补肾阳作用的食物，以补肾气、固肾精，如黑芝麻、木耳、黑米、黑豆、核桃、韭菜、虾、羊腰等。而一些辛辣食物则不宜多吃，它们多属于温燥之品，会损耗人体的阴津。

早卧晚起

中医主张冬季养生宜早卧晚起，保证充足的睡眠。早睡可以保养人体阳气，第二天等到日出以后再起床，这样就能躲避严寒。充足的睡眠对于生化气血、保养肾精有重要作用。

适量运动

动则阳生。适量运动可以锻炼身体，提高身体素质，也是养肾的好方式。冬季运动可以选择一些不太剧烈的有氧运动，如瑜伽、慢跑等。这些运动没有场地限制，难度不大，强度适中，能起到护阳固精、增强抵抗力和御寒力的作用。

不要憋尿

当膀胱中储存的尿液达到一定程度，会刺激神经，产生排尿反射。如果憋尿太久或长期憋尿，膀胱胀大，膀胱括约肌无力，会造成尿失禁或者引起膀胱炎、前列腺炎等。憋尿会使尿液无法将细菌冲走，大量细菌在尿道聚集，可能引起尿路感染。通常成年人 2.5~5 小时需要排一次尿，切记不要频繁憋尿。

防寒保暖

当人感到寒冷时，机体为了维持正常的体温，就需要耗费阳气来驱寒。本来就是阳虚体质的人更容易生病。中医认为，"寒从脚下起"。脚位于身体的末端，血液供应较少，肾经起于脚底，寒气会从脚底入侵人体，因此要特别注意足部的保暖。每晚睡前泡泡脚，按摩脚心，可以驱除寒冷又利于睡眠。

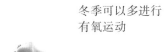

冬季可以多进行有氧运动

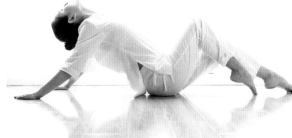

生活小细节，健康大养生

肾对我们的健康十分重要。补肾养肾，保养人体元气，要注意节欲保精，固摄阴精，避免阴精过分流失。

节制房事，保养肾精

"夫精者，身之本也。"精是繁衍后代的生命之始，也是构成和维持人体生命活动最基本的物质。人的生殖之精来源于肾精，人类通过生殖之精的交合进行生命繁衍。肾精充沛，身体强健、寿命长。精能生气，气可通神，气足神旺，身体就会健康长寿。所以夫妻生活要注意度。房事适当可以养生，房事太过则会伤肾，使肾精亏损，往往会出现精神不振、头晕目眩、失眠健忘、腰酸背痛、耳鸣耳聋、倦怠乏力等肾虚表现。古人认为，善养生者，必宝其精。因此，夫妻生活要节制，切忌纵情泄欲。

冬季养肾正当时，肾藏精，冬三月应减少夫妻生活。《养生集要》中说："春三日一施精，夏及秋当一月再施精，冬当闭精勿施。夫天道冬藏其阳，人能法之，故得长生，冬一施当春百。"夏、秋季夫妻生活宜收敛，春三月可泄，冬三月不可泄。冬季气候寒冷，主冬藏之气，且房事之时心跳自汗，身热神迷，容易受凉引起感冒，此时应注意保暖。

此外，切忌酒后过夫妻生活。酒性大热，容易灼耗人体的精、血，而房事又会大量损耗精微物质，精血消耗过度，长此以往必然有损寿命。

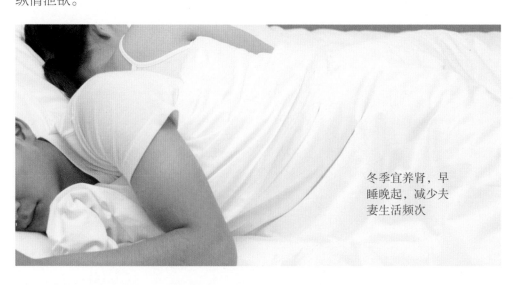

冬季宜养肾，早睡晚起，减少夫妻生活频次

耳朵连着肾，常揉常搓有奇效

肾开窍于耳。耳朵上的穴位比较多，按摩耳朵可以刺激人体中的多条经络，达到疏通的作用，还可以预防多种疾病。按摩耳朵能帮助人体排出滞留在体内的寒气，起到补肾养生的功效。

提拉耳垂法

用双手食指、拇指捏住侧耳垂，由内向外提拉耳郭、耳垂，每次 3~5 分钟，手法由轻到重，牵拉的力量以不感疼痛为度。此法可辅治头痛、头昏、神经衰弱、耳鸣等病症。

手摩耳轮法

用双手拇指、食指沿耳轮上下来回按摩，直至耳轮充血发热。按摩时应该注意力度，不要过度撕扯耳朵。该法可起到明目聪耳的作用，用于防治腰腿痛、胸闷、头痛、头昏等病症。

提拉耳尖法

用双手拇、食指夹捏耳郭最高处，即耳尖部位，向上提拉，反复牵拉 15~20 次，感觉耳部微微发热即可，力度适中。提拉耳尖具有清脑明目、养肾等功效，用于防治高血压、失眠等病症。

搓弹双耳法

两手分别轻捏双耳的耳垂，再搓摩至发红发热。然后揪住耳垂往下拉，再放手使耳垂弹回，每次 20 下。此法可促进耳部的血液循环，有健肾壮腰的功效。

双手拉耳法

左手举过头顶向上牵拉右侧耳朵，然后右手举过头顶向上牵拉左侧耳朵。每次牵拉 20 次，力度适中。

鸣天鼓

两手掌紧紧贴在两耳郭上，掌心将耳孔盖严，用小拇指、大拇指固定手掌，用食指或中指轻轻叩击后枕骨部位，能够听到类似"咚咚"的声音，像击鼓一样，因此称为鸣天鼓。这种方法有健脑、明目、强肾的功效。

全耳按摩法

双手掌心摩擦生热，向后按住耳朵，轻轻按摩耳朵正面，再向前反折耳朵，按摩背面。反复按摩 5~6 次。

双手扫耳法

双手把耳朵由后向前扫，能听到"嚓嚓"的声音。每次 20 下，可反复练习。

遇事不惊恐，固肾气不乱

《黄帝内经》有"恐则气下，惊则气乱"之说。过度恐惧，会使肾气不固，气泄于下，一旦超过了人体所能调节的程度，恐就成为一种致病因素，对机体构成危害。因此要避免过度惊恐，善于利用积极的心理暗示消除恐惧心理，有助于养肾健体。

过恐伤肾，切忌惶惶终日

恐为肾之志。恐是一种胆怯不安、心中惧怕、精神过度紧张的情绪。恐一般由内而发，是肾中精气对外界环境的反应，也是人体遇到危险时的一种本能反应。当机体做出恐惧反应时，能自觉地避开风险，并采取有效的措施来规避伤害，这种恐惧并不会对机体造成太大危害。

但如果长期过度恐惧或突然意外惊恐，就会有损肾气。《黄帝内经》中记载"恐惧而不解则伤精，精伤则骨酸痿厥，精时自下"。指恐惧过度，耗伤肾的精气，肾气不固、精气下陷，容易出现大小便失禁、遗精甚至致人死亡。

恐伤肾者，以思胜之

养好肾脏，要注意减轻恐惧心理。当一个人感到恐惧时，可以让自己静下来思考，能够使神志清醒。理性思考有助于消除恐惧心理。思考是一个认知过程，当你对事情有了更深的认识时就不会有恐惧心理，而是思考如何解决问题或者寻找办法规避风险。此外要善于用积极的心理暗示来消除恐惧，肾不好的人不要在深夜看恐怖电影，或者关注令自己感到恐惧的时事。

过度恐惧，会使肾气损伤

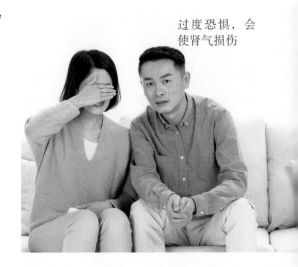

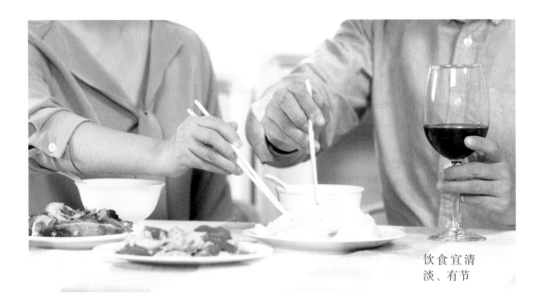

饮食宜清
淡、有节

养精神，调情志

针对恐过伤肾，《黄帝内经》总结出"恬淡虚无"的调摄法，指出为人应保持虚怀若谷、安静平淡的精神情绪，避免患得患失方能在意外的事情发生时，依然保持神定自若，理性处理，不致精气外露，神不得藏，内心凄惶不得度日，甚至付出宝贵的生命。

古人云："不以物喜，不以己悲。"不因为外物的好坏和自己的得失而或喜或悲。平时锻炼自己"自解、自语、自悟"的心理素质。

中医讲清静无为，并不是不作为、消极避世，而是做事要符合规律、顺应自然。"夫虚静恬淡寂寞无为者，万物之本也。"生活质朴，心境平和宁静，外不受物欲的诱惑，内不存情欲的激扰，这是万物之根本，也是生活养生的根本，以此才能颐养真气，祛病增寿。

"君子虽富贵，不以养伤身"，在生活水平提高的现代社会，人们无论是在物质上还是精神上都极为丰富，但真正有利于身体和精神的有益物质和信息是需要甄别的。不以养伤身，既表示不纵情声色、饮食有节，也意味着持守精神清静，规避信息垃圾，做真正思考睿智、心胸达观、为善之人。

肾脏求救有信号

肾为人的先天之本，维持着人的生长、发育、生殖等，同时又是各脏腑之本。肾脏出现问题需要引起重视，当身体出现以下信号时，就要注意保养肾脏了。

肾病警报站

信号一：腰酸、腰痛

腰为肾之府，肾脏位于脊椎两侧的腰部。腰痛可能是由于运动或劳动等外伤引起的生理性疼痛，排除这些因素如果仍感觉腰酸、腰痛，则可能是肾气不足、肾虚引起的。

信号三：酉时低热

酉时是下午 5:00~7:00，正是肾经当令的时候。如果常在这个时候出现发低烧的情况，表明肾气不足，尤其是老年人，身体气血不足，很难引起高烧，常常表现为低烧。

信号五：脱发、少白头

中医认为，肾之华在发。头发的生长有赖于精血的濡养。肾藏精，精生血，精血充足，头发会浓密润泽。通常青少年精血充足，发长有光泽，老年人精血虚衰，头发会变白脱落。一些人未老先衰、少白头、头发枯萎，与肾精、肾气不足有关。

信号二：精神萎靡

"肾藏精，精舍志"，中医认为肾藏志。志既指人的记忆能力，也指意志。肾精充盛，意志坚定、有毅力。如果肾精不足，常常表现为意志消沉、行动迟钝、情感淡漠、萎靡不振。肾主志，肾精充足的人志气高远，敢于追求。而人到老年，肾气不足，会更多地追求神闲志安的平淡生活。

信号四：畏寒怕冷

身体的阳气就像太阳一样，具有温暖身体的作用。肾阳是身体阳气的根本，如果肾阳不足，就会出现四肢冰冷的症状。

信号六：水肿、尿频、尿少

肾为水脏，调节全身津液代谢。肾脏将代谢的浊液生成尿液。在肾气蒸化和固摄的协调下，膀胱可以正常排尿。如果肾阳虚弱，津液不化，就会出现水肿、尿少、尿频等症状。

养肾的"三转"健身操

中医讲"久坐伤肾",肾与膀胱相表里,久坐会压迫膀胱经,造成膀胱经气血运行不畅。另外,长时间坐着不动,腹腔也承受着巨大的压力,腹腔和下肢血液循环受阻,下肢容易出现水肿。久坐使代谢物质排泄缓慢,也会损伤腰部,容易出现腰部酸痛、麻木等症状。没有时间锻炼的上班族,可以在工作间隙做一做转头、转腰、转腿的"三转"健身操,能够有效缓解腰酸腿痛。

转头

自然站立,双腿分开,身体放松,双眼微闭,收紧腹部,挺胸。头部先按顺时针方向转 10 圈,再按逆时针方向转 10 圈。这个动作能够锻炼颈部肌肉和关节,对防治颈椎病、神经性头痛和颈肩综合征等有一定功效。

转腰

中医认为"腰为肾之府",腰不好通常表明肾不好。经常转动腰身可以刺激命门穴和肾腧穴,具有补肾强体的功效。转腰能够增强腰部肌肉、关节的功能,对慢性腰肌劳损、腰椎骨质增生、腰椎间盘突出、风湿性腰痛、坐骨神经痛等有一定防治作用。

转腰的方法是:双脚站立,两腿分开与肩同宽,两手叉腰,然后顺时针方向转动腰身,脚不动,转动时吸气,回转原位时呼气,转动 10 圈。再按同样方法逆时针方向转动 10 圈。

转腿

双脚站立,两腿并拢,膝盖微屈,身体向下蹲,双手扶住双膝,然后顺时针转膝 10 圈,再逆时针转膝 10 圈。

转腿能够辅助治疗膝关节炎、下肢静脉曲张、坐骨神经痛等疾病。

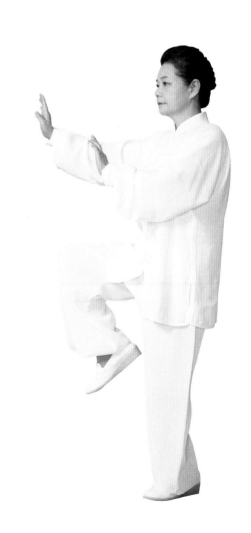

按摩穴位有功效

　　养肾就是养命，肾经是与人体脏腑器官联系最多的一条经脉，它的保健作用非常强。肾经起于脚趾，终于舌根，内属于肾。经常刺激相应的穴位，能够起到养肾强肾、防病治病的作用。按摩肾经上的穴位还可以改善面色无光泽、烦躁口干、浮肿等问题。

肾经

【包含穴位】涌泉、然谷、太溪、大钟、水泉、照海、复溜、交信、筑宾、阴谷、横骨、大赫、气穴、四满、中注、肓俞、商曲、石关、阴都、腹通谷、幽门、步廊、神封、灵墟、神藏、彧中、腧府，左右各 27 穴。

【功能主治】口干、舌热、心烦、痛风、易受惊吓、心胸痛、腰疼、痛经、下肢无力或肌肉萎缩麻木、脚心热等症状。主治泌尿生殖系统、神经精神方面以及本经脉所经过部位的问题。

【保健功效】按揉、敲打肾经，使其通畅，可以缓解情绪紧张、恐惧心理，晚上睡前按摩肾经上的涌泉穴、然谷穴等能够提高睡眠质量，清晨按摩能使一天都精力充沛。

虚寒怕冷按这里：涌泉穴

　　涌泉穴是肾经的首穴，位于脚底，卷足时足前部凹陷处。《黄帝内经》载："肾出于涌泉，涌泉者足心也。"表明肾经的经气由此外涌而出体表。涌泉穴可以辅治畏寒证，尤其是冬季脚心冰冷者，而且按的时候凹陷不起，就可以经常按摩或者艾灸涌泉穴，感到有热感上行即可。如果脚心发热，也可以揉按涌泉穴。肝火旺盛，没有宣发出去就会脚底发热，按摩此处可以通过肾阴来缓解肝火。

　　肾主纳气，即肺吸入的清气必须下至肾，由肾摄纳，以保证呼吸的平稳和深沉。按摩涌泉穴可以补肾健身，以增强肾纳气功能，使慢性咳喘患者的症状得到缓解。此外，按摩涌泉穴还可以辅治耳鸣、耳聋、肾精不足、昏厥、癫狂等病症。经常按摩涌泉穴可以辅治头痛头晕、咽喉肿痛等病症，还有助睡眠。另外，对于小儿惊风、小儿流涎等病症也有辅治作用。

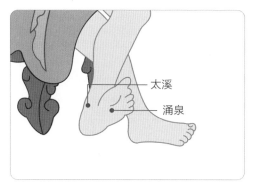

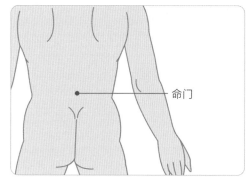

培元补肾养生穴：太溪穴

太溪穴也叫大溪穴，意指肾经水液在这个穴位形成较大的溪水能够滋养身体，起着向外输送精气、滋阴益肾、壮阳强身的作用。经常喉咙干、唾液分泌不足的人按摩太溪穴，能够滋补肾阴。太溪穴是肾经的原穴。原穴能够激发、调动身体的阳气，太溪穴也是"回阳九穴"之一，能够辅治各种由肾阳不足导致的畏冷、手脚冰冷等症状。肾经的循行路线从喉咙直接通着肠胃，所以太溪穴还能辅治厌食症，增强食欲。长按太溪穴可以增补先天之本。

太溪穴位于足内侧，内踝后方，内踝尖与跟腱之间的凹陷处。按摩时用拇指指腹用力在内踝与跟腱之间反复按压，感觉有酸胀感为宜。每次按揉5分钟，每天2次。

补肾壮阳长寿穴：命门穴

命门穴属于督脉，是人体强腰补肾的长寿大穴。命门穴位于腰背的正中部位，内连脊骨，与肚脐相平的区域。命，人的根本；门，出入的门户，因此命门穴是生命的门户，具有温煦肾阳、增强体力、恢复体力的作用。

命门穴能改善性冷淡，调理男性遗精、尿频以及女性虚寒性月经不调、宫寒不孕，还能有效延缓衰老、推迟更年期。按摩命门穴可以疏通督脉，治疗腰部虚冷疼痛、关节怕冷、腹泻等问题。

按摩时用拇指或手指关节按住命门穴，以感觉酸胀为度，揉按5~10分钟即可。也可以将双手搓热，摩擦命门穴，感觉有热感即可，然后将双手搓热捂住腰部两肾的位置。闲暇时可以手握空拳捶打命门穴，也可以起到振奋阳气的作用。

两味中药养肾

肾是人体的发动机，肾阳、肾阴是五脏阴阳之本，二者协调、肾气冲和，身体才能正常发育。如果肾阳不足，无法起到温煦作用，肾阴不足，无法起到滋养作用。以下两味药，肉桂可以驱寒补阳，五味子可以滋阴养肾。

肉桂

性味：味甘、辛，性大热。

归经：归肾、脾、心、肝经。

功效：止痛、驱寒、补阳气、通血脉、利关节等。

用量：1~5克。

适用体质：阳虚体质。

禁忌：阴虚火旺、实热者忌服。春夏季不宜食用。

肾阳具有温煦作用，保持人体体温。如果肾阳虚，不仅表现为四肢发冷、畏寒，还会表现为腰、膝酸痛、怕冷、无力，夜尿频多，精神萎靡，阳痿，水肿，小便清长、失禁或不利，舌淡苔白等症状。想要温补肾阳，改善肾阳虚的情况，可以食用肉桂来调理。

中医认为肉桂性热，是纯阳之品。入肾经，可起到壮阳益肾的作用，用于治疗肾虚咳喘、腰膝冷痛、肾阳亏虚、阳痿、四肢冰冷等病症；入脾经，温中散寒，对肠胃有缓和刺激作用，用于治疗胃溃疡、脾胃虚弱、腹部冷痛等病症；入心、肝经，可起到祛散寒邪的作用，用于治疗寒凝血瘀、痛经等病症。

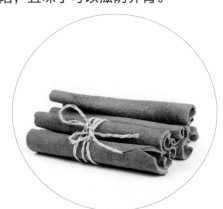

肉桂是热性药物，容易损耗身体阴气，每天摄入量不宜超过5克，如有口渴、咽干舌燥、咽喉肿痛、鼻出血等热性症状者及孕妇均不宜服用。不宜与赤石脂同服。

月经时腹痛：山楂肉桂饮

原料：肉桂3克，山楂肉9克，红糖30克。

做法：将所有原料放入锅中，加适量水煎煮5分钟，分2次服。

肾虚、胃冷痛：肉桂羊肉汤

原料：肉桂5克，羊肉150克，姜片、盐各适量。

做法：将所有原料放入锅中，加适量水一同煮汤，至羊肉熟烂时，出锅前加适量盐调味即可。

五味子

性味：酸、苦、甘、辛、咸五味兼具，性温。

归经：归肺、心、肾经。

功效：敛肺、补肾、生津、养肝等。

用量：2~6 克。

适用体质：气虚体质。

禁忌：内有湿热者禁用。

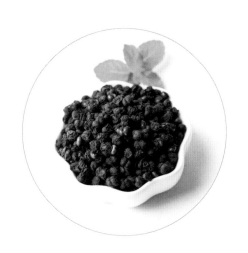

肾阴具有滋养全身脏腑形体官窍的作用，肾阴虚多表现为手心、足心烦热，头晕耳鸣，失眠健忘，腰膝酸软，口干舌燥，盗汗，男子遗精早泄、女子经少经闭，舌红少苔等。五味子性温不燥，具有滋阴养肾、收敛固涩、益气生津、宁心安神的作用。五味子兼具酸、苦、甘、辛、咸五味，五味入五脏，因此可以对五脏发挥平衡的作用，也是少数对精、气、神都有补益功效的药材之一。

五味子可以敛肺、养肝、补肾。《神农本草经》记载五味子"主益气，补不足，强阴，益男子精"。五味子以酸收气，入肺补肺，能够收敛肺气，平咳定喘，常用于治疗肺寒咳嗽、哮喘等症。五味子对于肝细胞具有保护作用，可增强肝脏解毒能力，使身体更健康。

五味子最常用的就是泡水或者泡酒。泡水喝具有镇静、镇痛作用，能够使肌肉放松、延长睡眠时间。五味子泡酒，每天睡觉前饮 10~15 毫升，

有安神助眠、滋补五脏的作用。五味子男女皆宜，养阴固精效果显著，可以搭配其他药材一同服用。

滋补肝肾：参枣五味子饮

原料：五味子、枸杞子各 5 克，生晒参 2 克，红枣 3 颗。

做法：上述原料加适量水煎煮，去掉渣滓，取汁代茶饮。

失眠、神经衰弱：茯苓五味子饮

原料：五味子 6 克，茯苓、菟丝子各 9 克。

做法：上述原料水煎去渣。一日分 2~3 次服用。

！注意

内有湿热、外感风寒者不宜服五味子。

黑色和咸味食物补肾壮阳

不同颜色、口味的食物对应不同的脏腑，黑色食物入肾。养护肾脏应该多食黑色食物，能够补肾强身。五味中，咸入肾。咸味入肾能够起到滋阴补肾的作用，但咸味不宜多吃，过咸反而伤肾。可以多吃些苦味食物，以补益心脏，增强肾脏功能。

黑色食物养肾护肾

中医讲黑色入肾，"北方黑色，入通于肾"。经常食用黑色食物，能够起到益肾强肾的作用，如黑米、黑豆、黑芝麻、木耳、黑枣等。这五种食物是补肾佳品，也被称为"黑五类"，将五种食物一同煮粥，补肾、养肾效果显著。黑色食物大多性味平和，营养丰富，补而不腻，食之不燥，肾气虚衰、体弱多病的老人、儿童都可以食用。

一般黑色食物中都含有黑色素，能够清除体内的自由基，具有抗氧化作用，可以改善肾功能。此外，黑色食物含有较多膳食纤维，能够刺激肠胃蠕动，促进排便，从而减少肾脏负担。黑色食物能够为人体提供多种营养，如蛋白质、维生素A、维生素E、铁、锌等。

咸入肾，吃咸要适量

咸味入肾，能够帮助肾脏调节人体细胞液和血液渗透压以及水盐代谢。《黄帝内经》说："味过于咸，大骨气劳，短肌，心气抑。"过多食用咸味食物会导致骨弱无力、胸闷心悸、气短等不适感。根据现代营养学家建议，冬天也要尽量少吃咸味食物，尤其是盐。饮食中绝大多数盐分需要由肾代谢，过多摄入盐会加重肾的负担。根据世界卫生组织建议，每天盐的摄入量应该不超过5克。

中医讲的咸并不单单指盐，也包括海带、紫菜、螃蟹等食物，其性味与肾气相通，能够滋养肾精，因此归为咸味。

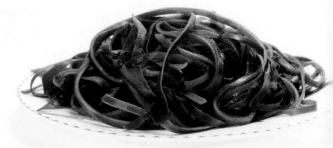

补肾壮阳的食物

黑豆性质温和，一般人均可食用。《本草纲目》载："黑豆入肾功多，故能治水、消胀、下气、制风热而能活血解毒。"因此，肾虚的人常食用黑豆可以解毒利尿、调中下气、祛风散热。黑豆中含有丰富的优质蛋白质、黑色素，具有暖肠胃、明目活血的作用。

黑芝麻

黑芝麻性平、味甘，有很强的药用价值，一般人均可食用。黑芝麻具有补益肝肾、补养气血、乌发亮发、强健筋骨、补虚润肤的作用。此外，黑芝麻中含有对人体有益的不饱和脂肪酸，可以延缓衰老、促进食欲。

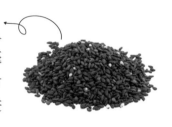

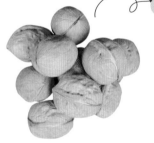

核桃属于坚果，性平、味甘，入肾、肺、大肠经，具有补气养血、润燥化痰、温肺润肠、散肿消毒等功效，用于肺肾两虚、久咳痰喘、小便频多等症。中医认为肾藏志，其中包括大脑的记忆功能、精神意志。核桃是益智佳品，具有健脑补脑作用。

韭菜

韭菜性温、味辛，具有补肾助阳、散瘀解毒、益脾健胃、降脂的作用，可用于辅治阳痿、遗精、早泄等病症。韭菜是少数可以杀菌的蔬菜，它含有能够抑制和杀死痢疾、伤寒、大肠杆菌等成分，所以，多吃韭菜有杀菌消毒、提高免疫力的作用。

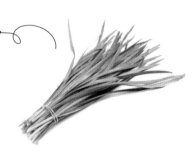

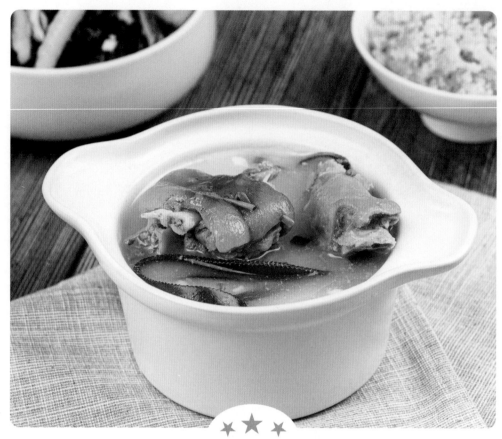

★★★ ■ 养肾食谱精选 ■

海带猪蹄汤

原料：猪蹄 1 只，干海带、姜片、盐、料酒、白胡椒粉各适量。

做法：

1. 猪蹄洗净，切块；海带泡发，切片。

2. 猪蹄冷水下锅，放入料酒，焯 3 分钟左右，捞出去血水，洗净。

3. 猪蹄、海带片、姜片放入高压锅中，加少许盐和料酒，炖 40 分钟。出锅前放白胡椒粉即可。

营养功效：海带中含有褐藻酸，可以降血脂，对肾病也有一定预防作用。

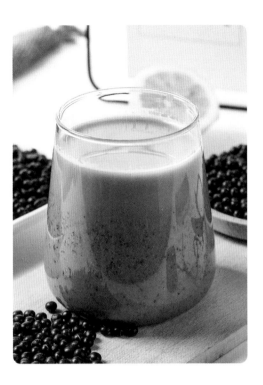

黑豆豆浆

原料： 黑豆、黄豆各 20 克，白糖适量。

做法：

1. 黑豆、黄豆洗净，放豆浆机中，加适量水。

2. 选择"豆浆"键，制成豆浆。

3. 根据个人口味加白糖调味即可。

> **营养功效：** 黑豆可以滋补五脏，起到补肾益脾的作用。黑豆的膳食纤维含量高，有良好的通便作用，有助于预防便秘。

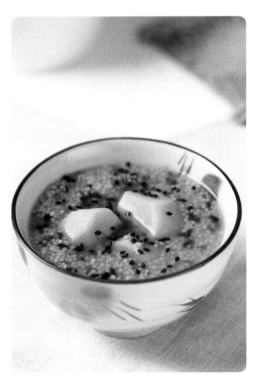

黑芝麻红薯粥

原料： 小米、红薯各 50 克，红豆、黑芝麻各适量。

做法：

1. 红薯洗净，去皮，切块；红豆浸泡 2 小时。

2. 锅中加适量水，放入红豆，大火煮沸后，放入小米、红薯块、黑芝麻。

3. 中火熬煮 40 分钟至黏稠即可。

> **营养功效：** 黑芝麻含有不饱和脂肪酸、铁等，具有良好的抗氧化效果，能预防贫血、活化脑细胞。

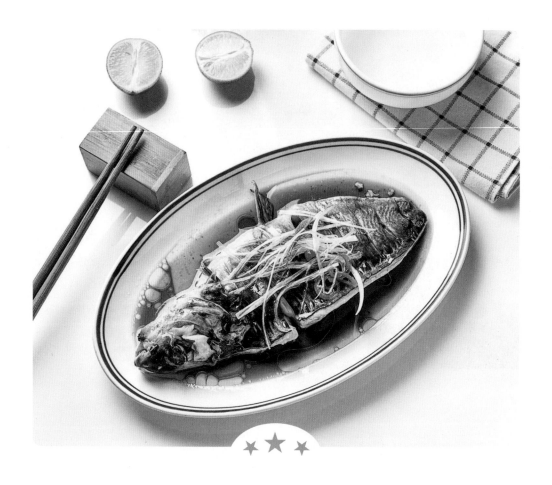

清蒸鲈鱼

原料：鲈鱼1条，葱丝、姜丝、红椒丝、蒸鱼豉油、盐、料酒各适量。

做法：

1. 鲈鱼洗净，鱼身打花刀，放入适量葱丝、姜丝、红椒丝、盐、料酒腌制30分钟。

2. 上锅蒸12分钟，去除葱丝。

3. 鱼身重新撒上葱丝，浇上1勺烧热的油，再浇少许蒸鱼豉油即可。

营养功效：鲈鱼性平、味甘，能补五脏，益筋骨，和肠胃，治水肿。从现代营养学角度来看，鲈鱼富含蛋白质、B族维生素、维生素D、钙、镁、锌、硒等营养素，具有补肝肾、益脾胃、健身补血之效，对肝肾不足的人有很好的补益作用。

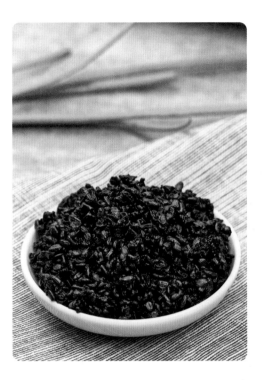

黑米饭

原料：黑米 50 克，大米 30 克。

做法：

1. 黑米洗净，用清水浸泡 30 分钟。

2. 大米洗净，与黑米一同蒸熟。可根据个人口味加少许红枣。

> **营养功效：**黑米性平、味甘，有补益气血、滋补肝肾的功效。黑米含有丰富的蛋白质、多种维生素及钙、磷、铁、镁、锌等矿物质和天然黑色素。

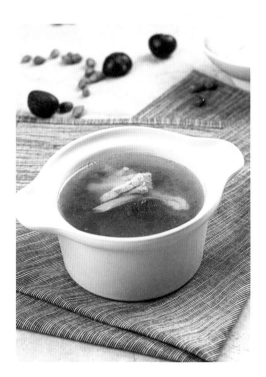

板栗花生瘦肉汤

原料：板栗 50 克，猪瘦肉 100 克，花生米、葱段、盐各适量。

做法：

1. 板栗去外壳，取肉；猪瘦肉洗净，切片。

2. 锅中放入适量清水，放入葱段、肉片、板栗肉、花生米，大火煮开，撇去浮沫，转小火再煲 1 小时，加盐即可。

> **营养功效：**板栗和花生二者都含有蛋白质、B 族维生素及多种矿物质，可为身体补充营养，提高免疫力。

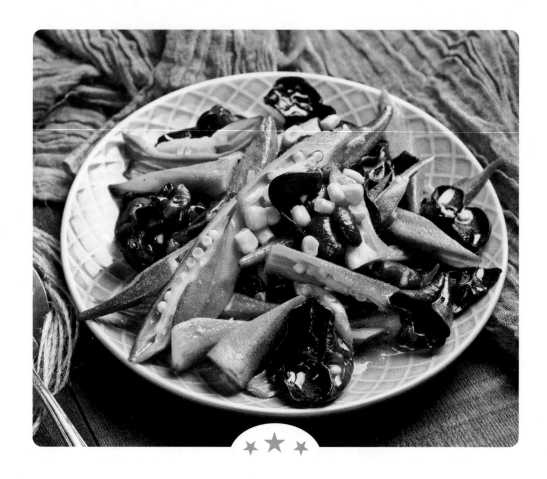

秋葵炒木耳

原料：秋葵 300 克，干木耳 5 克，红芸豆、玉米粒、盐、葱花、酱油各适量。

做法：

1. 秋葵洗净，切斜段；木耳提前泡发；红芸豆用沸水煮熟。

2. 油锅烧热，放入葱花爆香，放入秋葵段翻炒，再倒入木耳、红芸豆、玉米粒翻炒至断生，加适量酱油，出锅前放盐调味即可。

营养功效：秋葵有补肾益精作用，木耳中的胶质可以清除血管中的垃圾。木耳和秋葵都含有丰富的植物蛋白，可以增强身体免疫力，改善体质。二者搭配食用有补肾养血作用，适合气血不佳者。

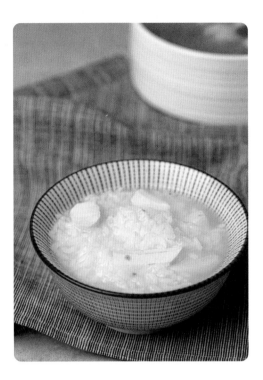

山药粥

原料：大米 50 克，山药 100 克。

做法：

1. 大米淘洗干净；山药洗净，去皮，切块。

2. 锅中放入大米，加适量水大火煮沸，放入山药块，转中火熬至粥熟即可。

营养功效：山药不仅可以温补脾胃，还能够滋补肾脏，补充人体需要的营养物质，有助于固肾益精、提高抵抗力。

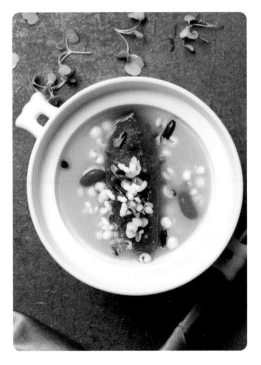

小米海参粥

原料：小米 80 克，干海参 20 克，枸杞子、薏米、葱花各适量。

做法：

1. 干海参泡发，去内脏，洗净，切小段；小米、薏米淘洗干净。

2. 锅中放小米、薏米和海参段，加适量水熬煮成粥，快熟时放入枸杞子、葱花，再略煮片刻即可。

营养功效：海参营养丰富，高蛋白质、低脂。海参具有补肾益精、滋阴壮阳的功效。

附录

看面色识病

各脏腑在面部上的反射区是人体健康的投影，通过观察这些部位能够预估身体出现了什么问题，相应地对各反射区进行刺激按摩，能够调养五脏，预防疾病。

压力区

压力区在额上至发际处，如果此处出现痘痘或者面额处颜色不一样，说明心理压力较大。

心脏反射区

鼻梁心脏区出现横纹，表明心脏状况不好，血液黏稠；如果伴有舌头上出现竖纹，可能是有比较严重的心脏病。

大脑反射区

双眉正中出现竖纹并且纹痕深红，表明心脑血管供血不足，多出现头痛、神经衰弱、多梦、睡眠不良、心悸、烦躁等病症。

肺脏反射区

若额头中央下凹，颜色暗青或有斑痕，抑或眉头向上凸起，都说明肺功能不好，通常大肠排泄功能也会出现障碍，表现为呼吸系统疾病、便秘等。如果两眉头部位颜色发白，并伴有长痣，表明患有咽喉炎、扁桃体炎或胸闷气短等。

肝脏反射区

若眼角部位发青或长痘，表明肝火旺、情绪不稳定。若这两处有明显的斑纹，脸色暗淡，形体消瘦，多表明肝部出现疾病，如肝炎、肝硬化。

胆反射区

胆反射区在鼻梁中段外侧，这里长痘或出现红血丝状，并伴有清早起床后嘴里发苦，表明胆出现了问题，可能有轻微的炎症。如果这个位置出现斑纹或者在笑的时候出现竖褶纹，则可能是胆囊炎。此时把手放在右肋下胆对应的位置敲击，如果感觉疼痛很可能是胆囊炎。

肾脏反射区

下巴出现痘痘、长有红血丝或有斑，表明肾脏出现问题，多是肾虚，通常会表现出倦怠无力、腰酸腿痛。如果有明显的斑纹，也有可能是肾结石。眼角部位鱼尾纹较深、耳旁有竖褶都是肾虚的表现。

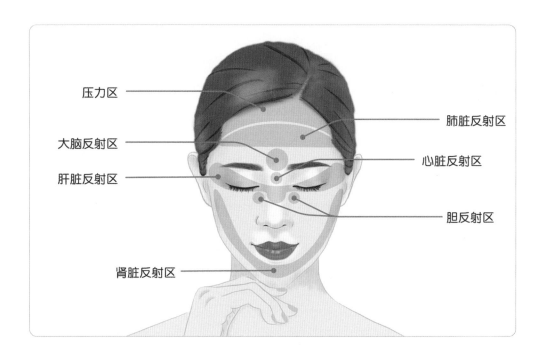

压力区

大脑反射区

肝脏反射区

肾脏反射区

肺脏反射区

心脏反射区

胆反射区

正常的面色明亮润泽，其他一切反常的颜色都属病色，如青、黄、赤、白、黑五种。

面色发青: 气血阻滞	主寒证、痛证、瘀血证、惊风证、肝病	青色为经脉阻滞，气血不通。寒具有凝滞的特点，寒气入侵人体，停留在血脉中，阴寒内盛，血液瘀滞，气也不顺畅，因此表现为面色发青。中医讲不通则痛，身体无故出现瘀青、疼痛也表明气血瘀滞。肝主疏泄，调节气血，当肝出现问题，面色也常见青色
面色发黄: 脾虚不足	主湿证、虚证	面色发黄是脾虚表现。脾主运化，运化水湿痰饮，若脾气不足，水湿不化，身体就会水肿、面色发黄。脾主统血与运化水谷精微相配合，精微化生气血，脾统摄气血分配全身，从而滋养皮肤。脾失健运致使肌肤失于充养，就会表现为面色萎黄、倦怠乏力
面色红赤: 脏腑实热	主热证	身体阳气充足，气血运行通畅，血脉充盈。气血上冲至面，表现为面色赤红。热证有虚实之分。实热多表现为面色通红；阴津亏损的虚热表现为两颧潮红
面色苍白: 气血不足	主虚寒证、血虚证	面色为白色多表现为气血虚弱、阳气不足，从而使气血无力运行，不能濡养肌肤。气血损耗严重、血脉空虚脸色就会发白，多见于营养不良、大出血、阳虚者
面色发黑: 阴寒水盛	主肾虚证、水饮证、寒证、痛证及瘀血证	脸色发黑可能是血液氧含量低、身体出现慢性消耗性疾病引起的。中医认为黑色为阴寒水盛之色。肾主水，肾阳虚衰，无法使津液正常代谢，水液不化，体内阴寒水盛，气血瘀滞不畅，面色就会发黑。肾虚水饮或寒湿带下，眼眶周围常见色黑。此外，睡眠不足、长期日晒也会导致面色发黑

观手识病

手掌是人身体健康的晴雨表，身体出现问题都会在手上有所表现。通过观察手掌、手指的颜色可以了解身体状况。如一个人手掌呈淡黄色、有光泽，手指指端红润，说明气血运行良好，身体健康。

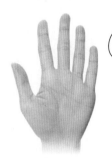

黄色

手掌呈明显的黄色，可能是由于气血不足引起的血液新陈代谢减缓，血液回流能力减弱或体内毒素堆积、慢性贫血、慢性结肠炎、营养不良等原因。身体皮肤出现灰黄色且缺乏光泽，表明体内胆汁分泌排泄出现了问题。

白色

手掌皮肤苍白无血色多是因为四肢血液循环差或者患有贫血、营养不良等疾病。手掌肤色过于发白，可能表明肺部出现问题或体内有感染性疾病存在。食指苍白表明肝胆不好。

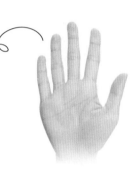

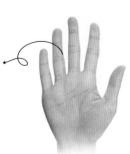

红色

手掌部发红，说明皮下血液充盈，血流流速大。掌色过红且呈颗粒状预示有高血压征兆；如果本来就有高血压，手掌变红且有烧灼感，可能是脑出血的先兆，应及时处理。

青色

手掌部皮肤呈青色，多是因为血液循环不畅导致的，多表现为心血管疾病、脑供血不足等。青为寒凝气滞，多见于脾胃虚寒者、贫血和胃肠道疾病，表现为消化不良、慢性腹泻等。

由指甲看健康

由指甲可以判断一个人的健康，当身体出现异常变化时，通常也会在指甲上表现出来。

看纹路、斑点

纵纹：指甲上有数条纵纹，往往平行，形成纵沟。可能为神经衰弱、失眠、体力透支、免疫力差。有此种指甲的人多因肝肾不足、气血失和，易患营养不良、过敏症，要注意养肝补血。

横纹：多是由于营养缺乏引起，或是由长期慢性消化系统疾病导致。需要注意饮食，避免出现腹痛、腹泻等。如果横纹凹陷加深，提示急性肠胃炎或者乳腺增生。

白点：指甲出现白点，多见于肠胃积滞、消化不良、肠胃消化紊乱等，也可能表明肝功能受损。

黑斑：表示脑部血液循环出现问题。

看形状

指甲内陷：指甲的中间内陷，形同羹匙状，显示已患有糖尿病、贫血、甲状腺功能亢进或营养不良等症。

凸甲：甲面中央高于四周，指甲呈空壳状。多属肺阴不足，表明易患慢性病，如肺结核。

长甲：指甲长度占手指第一指节二分之一以上。表明肺气不足，易患呼吸系统疾病，如咳嗽、哮喘等。

短甲：指甲长度不到手指第一指节二分之一。常表现为情绪不稳定，易急躁。

宽甲：指甲面横径大，但甲色正常。宽甲易患甲状腺功能紊乱疾病、生殖功能低下等，要注意补肾养精。

看月牙

正常：双手 8~10 个手指会有月牙，月牙颜色为乳白色，月牙面积占指甲的 1/5。

月牙大：表示血液循环快，脏腑功能强。也说明阳气亢盛，易上火烦躁、口干易怒、面色易红，甚至出现高血压等疾病。

缺月牙：表明精力较差、身体容易疲乏、抵抗力减弱、手脚冰凉、贫血、气滞血瘀、吸收能力差等。

半月痕边界模糊：表明身体阴阳失调，体内寒热交错。

图书在版编目（CIP）数据

调养五脏 提高免疫力 / 潘娜编著 . —北京：中国轻工
业出版社，2022.5
ISBN 978-7-5184-3778-8

Ⅰ . ①调… Ⅱ . ①潘… Ⅲ . ①五脏－养生（中医）
Ⅳ . ① R212

中国版本图书馆 CIP 数据核字（2021）第 259658 号

责任编辑：巴丽华　付　佳　　责任终审：李建华　　版式设计：奥视读乐
策划编辑：巴丽华　李　莉　　责任校对：朱燕春　　责任监印：张京华

出版发行：中国轻工业出版社有限公司（北京东长安街 6 号，邮编：100740）

印　　刷：北京博海升彩色印刷有限公司

经　　销：各地新华书店

版　　次：2022 年 5 月第 1 版第 1 次印刷

开　　本：710×1000　1/16　印张：12

字　　数：200 千字

书　　号：ISBN 978-7-5184-3778-8　　　定价：49.80 元

邮购电话：010-65241695

发行电话：010-85119835　传真：85113293

网　　址：http://www.chlip.com.cn

Email：club@chlip.com.cn

如发现图书残缺请与我社邮购联系调换

210294S2X101ZBW